中國近代中醫藥期刊彙編

第一輯

18

紹興醫藥學報

上海辭書出版社

目録

中華民國郵政局特准掛號認為新聞紙類

紹興醫藥學報

第十一卷第四號

紹興醫藥學報

第十一卷四號

紹興醫藥學報

第十一卷第四號

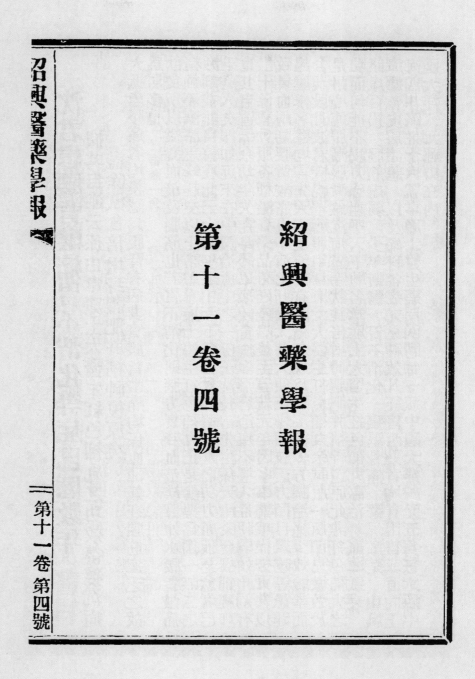

沈君患腰背酸痛胃不消化等症已歷數年

據其自述云係由韋廉士大醫生紅色補丸之功效得獲沉痾盡除飲食倍增身體肥胖精神復原矣

大抵患腰痛者均誤認爲腰腎有病其實腰背酸痛均係血薄氣衰腦筋疲乏之故爲居多也

飲食所以滋養血液及腦筋也若胃不消化則腦力衰殘血液淡薄如水腰背酸痛精神不濟諸恙蜂起矣以上諸恙韋廉士醫生紅色補丸正是聖藥爲獨一無二之妙劑並非自誇在此三十餘年之中天下各處曾經賴是丸之功而獲全愈者已千萬人矣卽如近來在中國治愈中之一份子沈長富先生係天津榮發柵鋪經理也其自述云余幼年失乳身體單薄飲食無多形容消瘦不堪入目軟弱如此約有二十餘載曾服各種滋養藥品苟延殘喘食後至宣統元年因家事繁瑣操勞更甚以致氣血兩虧腰背酸痛胃不消化肝火太甚大便乾燥四肢乏力頭目暈眩等患踵起屢求名醫均言先天不足天後有虧積久成爲痼疾經多方調治絕少效驗幸而舍親段月波君探視舉薦服用韋廉士大醫生紅色補丸余試服一瓶卽見微效於是耐心連服漸服漸愈沉痾盡除飲食倍增體軀肥胖精神還原此非紅色補丸之功而何能不竭力感謝乎天下馳名韋廉士大醫生紅色補丸專治 血薄氣衰 諸虛百損 腦筋虛弱 少年斲傷 胃不消化 瘋濕骨痛 臀尻酸楚 山嵐瘴癘 皮膚諸恙 以及婦科各症尤見神效凡經售西藥者均有出售或直向上海四川路九十六號韋廉士醫生藥局函購每一瓶中國大洋一元五角每六瓶中國大洋八元郵力在內

第六大增刊凡例

一從前各大雜誌加出增刊內容往往與原雜誌無所關係本刊雖仿各大雜誌例然所收皆爲本報未完之稿銜接而下及本報已完而編列目錄與面頁俾閱本報者可以連報拆訂另成單行專書

一本刊自第一期至本期所接續之本報爲四十五期至一百零四期可以拆訂成本之書已有六十種報中尙有未完之件待第七大增刊再行續接

一本期四十五期至一百零四期本報及一期至本期本刊全購所費之價計算拆訂成本專書每種不過一角餘其中有二百數十頁之厚本亦勻扯此價各種雜誌無此廉價可知本社不同謀利之出版物也

一本刊發行得以使閱本報者將報閱後可不廢棄故已購各期本報者從速補購本刊可以拆訂成本未購各期本報者可即同本刊併購以較另購單種爲便宜且單種或有未全者購此則成完璧之叢書也

大增刊第七目錄

紓溪醫述三種

紓溪單方選紓溪外治方選重古三何醫案爲吳郡陸晉笙先生所手輯合印五厚册用中國裝訂油光紙定價八角白連史紙定價一元其單方爲類一百三十五外治方爲類一百一十七共爲方五千三百有奇何氏方案爲一百七十二道即青田何書田先生家三世治驗之錄書田先生居北幹山下號北幹山人陸定圃先生冷廬醫話盛稱之其著作世所欲覓而不得者先生與何氏世交因而得其遺墨而彙刊之今書已到社除分贈外所餘不多欲購讀者幸勿失於交臂

本社發行部白

百期紀念增刊已再版

本報爲從多數閱者之要求改中國裝訂內各門均銜接出版俾刊完各種可以一一彙訂成册去年月報未完者今年首先接排無誤惟其中多接自百期紀念增刊故閱者屢次催印該書再版現在已在發行每册定價仍五角加郵力五分

藥醫學報社啓

吳批醫門棒喝

本書係家刻大版　用賽連紙印訂十六厚册　有淮陰吳鞠通先生評語數萬言　合原有各評及本文計七八萬言　爲吾越先輩遺著中首屈一指之大部書　又屬未見流行之秘本　經社友何廉臣先生序文述其概略　一何序已刊本社發行百期增刊中一書早出版　六折特價百部　期限亦滿　每部大洋二圓八角　外埠加郵力一角五分　祗有紙印工本　故此後惠購者　須照足價寄洋　不再折扣

竹林女科

是書久爲海內人士所宗仰　其立方簡要　辨證精確　尤爲社會所嘉許　但是書原板早已毀於兵燹　坊間所翻售者　類皆斷簡殘篇　不能窺其全豹　今於友人處購得抄本　翻印成帙　內分「調經」「安胎」「保產」「求嗣」四項　纖悉無遺　所願習是業者　手此一篇　祗須認證確切　不妨按方施治　庶使天下閨閣女流　共登壽域　惟出書無多　購者從速　每部四厚册　定價大洋八角　郵費五分

本艸思辨錄

吾越先輩周百度先生著　家藏精刻本四厚册　中紙中裝　定價大洋八角　加郵力七分五釐　此書素未印行　現有數十部歸本社寄售　購者從速

幸勿錯過

[illegible]過限不得通融

今年新閲本社五十一號起星期增刊的諸位　多有函詢去年一至五十期星期增刊　再能配齊否　此必前次敝社再版一至五十期彙訂時廉價廣告　未曾看見的緣故　且未曾同得廉價之利　爲此再定一個月內　直接向本社購一至五十期星期增刊彙訂者　仍照廉價六折　計大洋六角郵局寄帶　加寄費七分五釐　過限照定價一元算　决不再事通融因該刋兩大厚册　計四十萬言　本來祇收得紙料費也

本社發行星期增刊每年五十期預定全年大洋六角外埠郵寄每期加帶力五厘自去年始刋一號至五十號已再版彙訂二大厚册定價大洋一元帶力七分五厘今年已出至六十六期如未定閲者六十一起尚可補寄

紹興醫藥學報社啓

紹興醫藥學報第十一卷第四號（原一百二十期）目次

雜著

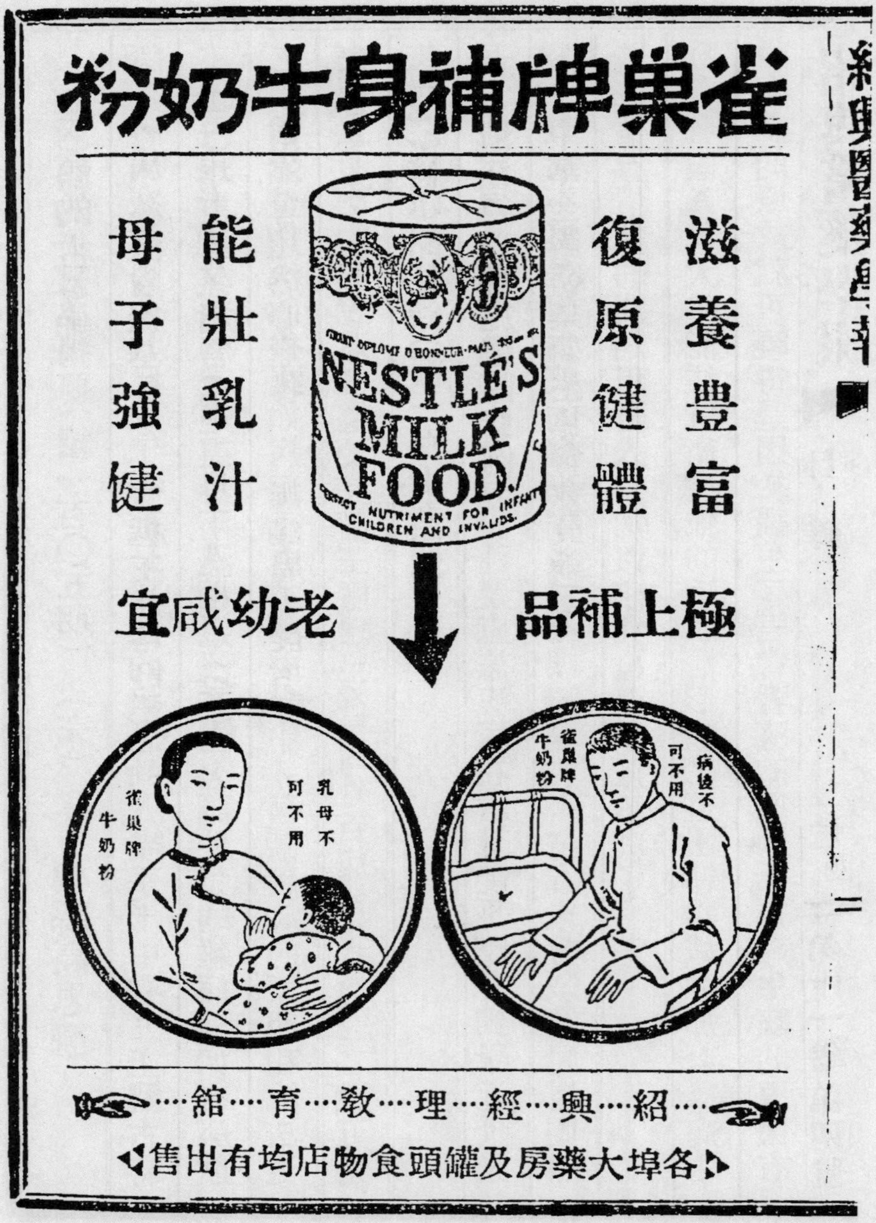
雀巢牌補身牛奶粉
滋養豐富
復原健體
能壯乳汁
母子強健
NESTLÉ'S MILK FOOD.
PERFECT NUTRIMENT FOR INFANTS CHILDREN AND INVALIDS.
極上補品
老幼咸宜
病後不可不用
雀巢牌牛奶粉
乳母不可不用
雀巢牌牛奶粉
紹…興…經…理…教…育…館
各埠大藥房及罐頭食物店均有出售

痰病的古今觀

和縣高思潛

痰之一病在我國今日已成了一種最普通的病患的人幾乎十中有九上觀古時不獨內難未言及痰病就是周秦兩漢也還沒有這名詞仲景的雜病論始有痰飲二字但先還作淡飲後來如病源千金方秘要書中才漸漸論痰的原因和治法從宋到元明痰病的說遂日趨於完備王隱君至有「內外百病皆生於痰」之說可見痰病之廣了

吾人觀痰病發達的歷史不免有一種疑慮蓋痰病在古時幾乎沒有到了近世又幾乎無病不痰是因爲痰的魔鬼獨祟於今嗎還是古書遺漏未曾載及呢這固然是一個有價值的問題但吾人一加以研究也就不難解決了

歐美各國人民大半能注意衛生他的咯痰情形較之吾國甚爲減少那麽痰病古少今多的原故就可曉得是因於衛生了吾嘗著痰的原因一篇論生痰的原因有

四　一是沐浴二是空氣三是運動四是嗜好品今將古人對於這四種的狀況一考藉以徵實吾言

(一)沐浴　湯之盤銘曰「苟日新日日新又日新」可見古人每日必浴了周公「一飯三吐哺一沐三握髮」沐和食同舉他重視沐有這個樣子臣對於君必浴而後朝見如禮言「湯沐之邑」論語言「沐浴而朝」是了曾晳「浴乎沂」孔子且誇獎他左傳謂「晉公子重耳出奔於曹浴於負羈氏」雖在亡命的時候還不忘清潔綜觀古人勤浴之風不較歐美各國有過之無不及嗎

(二)空氣　詩經「埽灑廷內」論語「弟子當洒埽」禮上並且制出一種掃洒的制度出來可見古人對於居室必務求清潔了天子的明堂四牖八窗就是平民的住宅窗牖也是很多的論語言「伯牛有疾自牖執其手」臥床的附近且有窗子空氣流通也無容說了至於作業以外還有息有遊那像後人終日埋頭伏案呢

(三)運動　天子諸侯有大射賓射士有賓射燕射大夫四射都有庶人有主皮之射燕會的時候射之外還有投壺的禮至於學校裡以舞射御爲功課可見古人注重體育了神農的話「一夫不耕或授之饑一女不織或受之寒」帝堯時的謠「日出而作日入而息」是庶人且無一男一女不勞動的了

(四)嗜好品　烟草在明時始入中國所以古時的嗜好品只有酒一種烟草是沒得的但雖有酒不過用於祭祀賓客的時候就是無故飲酒亦以不失德爲度並且還有人主張廢他如禹惡旨酒湯戒酷歌是了殷朝亡後有一班頑民很喜歡吃酒周公作酒誥一篇誥誡他們內中至有不信話就殺他的話你道他的酒禁利害不利害他們那些人以後還敢吃酒嗎

古人衛生的狀況大概如此當時不見痰之形迹固不足怪現在是什麼樣呢人人都不注意衛生非但不注意並且還和衛生背道而馳舉世滔滔總是一個樣子人

的痰多痰的病多也無足怪

我寫到這裡我又發起一個感慨來了古時無痰病所以那時人民就強壯國勢就隆盛到了痰病發達的時代國家也就跟着人民衰弱因之夷狄就侵到中國來了現在的人數雖號稱四萬萬而十九有痰簡直是一病夫之國了外人輕視我欝割我也不能怪但我們今日甘心滅亡那就算了若是有一分存在的心必定要先謀國民身體的健全健全的法子就是大家都講求衛生共力合作的把痰病剷除或減少然後國家和社會的事才可為哩

醫醫談

江都陳龍池

醫生是醫病的人有了病都要請醫生病纔能好是因為醫生知道病理用得藥當所以纔請教他但是醫生有病的很多他的病不是七情六淫是幾種流行的壞病一經得了這病他手裏也就難醫好病人這病究竟是什麼呢玆逐條列在下面並

附療法告訴告訴有病的醫生

一自高賢　讀書不多故作高明開口動手都說人家不是人家用的香附我必要改鬱金還要說出二十四種理來說得人家不由的不信這種病是醫界中最流行的

（療法）用心讀書將利心收起

二膽大心粗　人家的病明明沉重他滿口裏不要緊自己方子用着反對的藥還不知道所以常弄出擡死人下招牌的笑劇

（療法）多讀古籍刻刻用心

三明詐暗敲　病人害個小瘌必要說得如何沉重上些爛藥爛得大了包銀多少然後收口試問醫費眞正不多經他的手便要大洋數十數百

（療法）多看善書將利心逐去

四故作文明　不重選藥專門講究醫案一張不彀加到兩張滿紙狂言並無眞理藥味與案大半不合甚至案未做完病人已死

（療法）研究實在不尙虛浮

五別字連篇　這是頂大的病幾乎人人都有字草出格令人不識往往藥市誤會方中別字疊見杏仁寫作杏人半夏寫作半下大腹皮寫作大伏皮白蒺藜寫作白夕裏乾薑寫作干姜歸鬚寫作歸須枳殼寫作枳壳殭蠶寫作殭蚕一時難以枚舉

（療法）熟讀本草多臨古帖

六逢迎病家　方子開成病家有意推敲硬說厚樸嫌燥知母嫌涼醫生也就不問病情逢迎其意提筆圈去還有下次復診方子不能更改也必加上兩味減去兩味三次一改方不成方圓不成圓病雖全愈醫生只有半功

（療法）爛熟病理用藥遵經病家推敲不能俯允個個如此病人自然隨從

醫生

七胸有成竹　喜溫戒涼喜涼戒溫醫生大半通病不問病理總要用他所喜之藥從不就病要病就他火上澆油雪上加霜可憐的病人焉能不死

（療法）熟讀傷寒得其精理博覽羣書取人之長補我不足

【附註】犯這病的不止現在的人古書醫貫扁鵲心書皆是後人學之誤

盡蒼生

八大言欺人　明明沒事出來閒逛偏說出診不是張家早門便是李家晚門設或真有生意故意延擱轎子出來總要日落還說病家太多忙不過來

（療法）多看聖賢語錄解得誠字精義纔好

九量窄不容人　病家服了他的藥不效再請別人診視他便生氣謗人不是

（療法）同第一條

十故作怪誕　用藥說理怪誕不經全無來歷以爲高明如下焦病要用丸藥（如六味之類）硬說丸藥可以下墜試問怎麽墜法丸藥入胃當然化散果然如鐵彈子一樣墜到病的所在這人大約也要死了

（療法）同第二條

十一四診不全　手段既好身價便高到了人家拿腔做勢三個指頭在脉上按得一按舌頭一望頭上一摸略問兩句提筆開方病人報病連忙回答我曉得方子似是而非一味重藥不用專門一派菓子藥吃得不好不歹輕病延重重病延死他多看一次多拿一次醫金

（療法）　此全是殺人心醫不好依刑律槍決

【附註】　或問以上還有被他更壞的何以不死答道那些都是沒學術的

不知不罪知而不用故意殺人焉能不誅

十二一味敷衍　遇見疑難的病解決不下便想出一個丸藥來至少令人吃十天十天之後不見效驗便硬說人家不知保養不是多吃便是受凉

（療法）　博覽醫籍使病理了了胸中

十三不肯讀書　從師三年讀得素靈類纂一部湯頭歌訣一本本草備要一部傷寒金匱各一部便掛牌行道試問這幾部書初學的那能全懂便只倚靠湯頭本草兩樣而一經掛牌便染了種種壞習朝暮吃茶吃酒同人週旋三年一過一句書也記不得或有用心的知道如此不妙便再找一兩部易懂的醫書看看如醫宗必讀醫學心悟之類覺得被傷寒金匱顯明得多便奉為至寶遇着好運走起時來便算極高明的醫生當眞談到醫學還是滿嘴亂說

（療法）　要根本改良專學內科至少五年四年熟讀各書隨名師臨證掛牌

之後仍要伏案不能荒嬉

十四不務本業　時運不佳（不敢說手段因爲手段壞極也有大行其道的）生意不好便恨這碗飯吃不得滿處亂鑽張羅銀錢遇見病家亂敲竹槓外面還要大言不慚

（療法）此是爲窮所使也覺可憐但是再窮也要務本不可失却道德心機好

十五不開通　一舉一動都是三十年前形式不知結合團體反說少年人飛揚浮躁甚麼研究所會都不以爲然他的學術都擺在臉上以爲了不得問他實在還是茫然

（療法）這種不良份子望大家遇見不必睬他是醫不好的

十六不用心　到了人家專作無味週旋開方往往開重藥味遺失分量使藥店不

知怎麼配法

（療法） 藥方開成總要細細斟酌不可粗心大意遺留笑柄

十七不肯認錯 明明知道自己醫錯死不承認絕不同人討論誤盡蒼生

（療法） 用大毛竹板痛責三千

十八送診送藥 假名濟世採辦丸藥幾種貧苦人來略問兩句也不切脉隨手丸藥一包三天五天仍然如此往往輕病變重重病嗚呼那是濟世簡直殺人罷了

（療法） 同第八條

十九處處要錢 無錢不診診好還要酬謝如有不便要錢便不用心診視

（療法） 同第三條

二十不重古籍 亂謗傷寒金匱不切實用把溫熱經緯當做寶貝說是時世不同而今沒有傷寒只有溫熱弄得人人喜用凉藥不知製方用藥無甚精義加一味

不嫌多不加不嫌少古人立方的理漸漸沒了

（療法）專宗古籍後人的書作爲參考不可全信

二十一勸人吃烟　每遇醫不好的病或疑難的病便勸人吃鴉片烟目下烟禁正嚴而他獨勸人妨法教人服毒豈不可殺

（療法）同第十一條

二十二用藥喜寫別名　故作淵博香薷寫作香茅檳榔寫作海南子銀花藤寫作左纏藤牛蒡寫作惡實藥市通品不多往往不知何物將藥配錯因而誤事

（療法）藥名不求冷僻務要從俗淵博要在醫理這種欺人之舉萬萬不可

【附註】一味藥總有幾種名目有古名有土名有普通名譬如寫字的眞草隸篆一般一個方子藥名古今並列如同寫字眞草隸篆雜見恐怕不成個東西了

論保存中藥亟宜提倡化驗

胡劍華

自西藥輸入東亞吾國中藥漸趨劣敗退縮之地每年漏卮合計甚巨長此以往足破國産而有餘仔細思之不寒而慄近有某國以醫藥政策滅吾中國可不懼哉今幸海內醫界鉅子鷩大厦之將傾聯絡同志作中流之砥柱創辦醫藥專報保存中醫中藥用意極善用心極深余有愚意謹貢芻蕘學理毋分畛畦總求眞確天然國産良藥亟應保存吾國本艸功用原爲理想的趨向非科學的証明陰陽五行五色五味陳腐太甚恐難長保科學昌明時代自古相傳經驗天産良藥本極可靠如仲景之方投用適宜效力偉大欲長保存中藥務宜根據科學提倡化驗成分解釋特能理由誠若是終必有馳譽全球之一日或反此就不消聲斂跡萬難越出國門一步可下斷語願有志於是者幸勿河漢斯言也

說不藥爲中醫

杭縣余春軒

古人說「不藥爲中醫」這句話大概是警告那些亂吃草藥的誤吃仙方的和那三脚毛醫生亂開方子的所以說還是不吃藥爲妥善現在有些人拿這句話作萬病良方要是好了病說是運氣來了如要死了說是命該如此也是個數到了不論好壞都聽天由命這樣看來不是醫生用不着了麼

但是研究醫學的他是不管什麼是個數什麼是個運只知對症用藥要他病好至於不藥不醫那是病人自悞生命自負了天地的好生之心是罪不到別人身上去的

我的意見對於這句話是要活動看更要活動用比仿病人素來迷信不相信醫生的這還是不吃藥爲善要是素來相信服藥的又何必拿不藥爲中醫去悞他的病呢但不藥雖是中醫是不是不藥就可以好了病這又是個問題願病人對於不藥二字要看的活動若是執一那就悞大事了

山萸肉解

鹽山張錫純

山萸肉味酸氣溫大能收斂元氣振作精神固澀滑脫因得木氣最厚收澀之中兼具條暢之性故又通利九竅流通血脈治肝虛自汗肝虛脇疼腿疼腰疼肝虛內風萌動且斂正氣而不斂邪氣與他酸斂之藥不同其核與肉之性相反用時務須將核去淨

案

友人毛仙閣之第三子棠年二十餘於孟冬得傷寒證調治十餘日表裏皆解忽徧身發熱頓飯頃汗出淋漓熱頓解須臾又熱又汗若是兩晝夜勢近垂危倉猝迎愚診治及至見汗出渾身如洗目上竄不露黑睛左脈微細模糊按之卽無此肝膽虛極而元氣欲脫也盖肝膽虛者其病象爲寒熱往來此證之忽熱忽汗亦卽寒熱往來之意急用淨萸肉二兩煎服熱與汗均愈其半遂爲疏方用淨萸肉二兩生龍骨

生牡蠣各一兩生杭芍六錢野台參四錢炙甘草二錢（此方載拙著衷中參西錄
名來復湯）連服兩劑病若失
一人年四十餘外感痰喘愚爲治愈但脈浮力微按之卽無愚曰脉象無根當服峻
補之劑以防意外之變病家謂病人從來不受補藥服之則發狂疾峻補之藥實不
敢用愚曰旣畏補藥如是備用亦可病家依愚言遲半日忽發喘逆又似無氣以息
汗出徧體四肢逆冷身軀後挺危在頃刻急用淨萸肉四兩爆火煎一沸卽飲下汗
與喘皆微止又添水再煎數沸飲下病又見愈復添水將原渣煎透飲下遂汗止喘
定四肢之厥逆以回
鄰村李子勳年五旬偶相値求爲診脈言前月有病服藥已愈近覺身體清爽未知
脈象何如診之其脉尺部無根寸部搖搖有將脫之勢因其自謂病愈若遽悚以危
語彼必不信姑以脈象平和答之遂秘謂其姪曰令叔之脈甚危險當服補斂之藥

以防元氣之暴脫其姪向彼述之果不相信後二日忽遣人迎愚言其驟然眩暈不起求爲診治既至見其周身顫動頭上汗出言語錯亂自言心中怔忡不能支持其脉上盛下虛之象較前益甚急投以淨萸肉兩半生龍骨生牡蠣野臺參生赭石各五錢一劑即愈繼將萸肉改用一兩加生山藥八錢連服數劑脈亦復常

鄰村李志綰年二十餘素傷烟色偶感風寒醫者用表散藥數劑治愈間日忽徧身冷汗心怔忡異常自言氣息將斷急求爲調治診其脈浮弱無根左右皆然愚曰此證雖危易治得萸肉數兩可保無虞時當驟雨藥坊隔五里許遣快騎冒雨急取淨萸肉四兩人參五錢先用萸肉二兩煎數沸急服之心定汗止氣亦接續又將人參切作小塊用所餘萸肉煎濃湯送下病若失

邑許孝子莊趙某年四十八大汗淋漓數日不止衾褥皆濕勢近垂危詢方於愚俾用淨萸肉二兩煎湯飲之其汗遂止翌晨迎愚診視其脈沈遲細弱而右部之沈細

尤甚雖無大汗偏體猶濕疑其胸中大氣下陷詢之果覺胸中氣不上升有類巨石相壓乃恍悟前次之大汗淋漓實係大氣陷後衛氣無所統攝而外泄也遂用生黃芪一兩萸肉知母各三錢一劑胸次豁然汗亦盡止又服數劑以善其後　按此證若非因胸中大氣虛陷致外衛之氣無所統攝而出汗者投以生黃芪一兩其汗出必愈甚即重用炙黃芪其汗出亦必愈甚也然此中理蘊甚深拙著衷中參西錄升陷湯後發明大氣之作用大氣下陷之病狀及黃芪所以能止汗之理約數千言茲不勝錄也

一妊婦得霍亂證吐瀉約一晝夜病稍退胎忽滑下覺神氣頓散心搖搖似不能支持迎愚診視既至則病勢大革殮服在身將舁諸床病家欲竟不診視愚曰一息猶存即可挽回診之脈若有若無氣息奄奄呼之不應取藥無及其東隣爲愚表兄劉玉珍家有購藥二劑未服亦係愚方共有萸肉六錢急揀出煎湯灌下氣息稍大呼

之能應又購取淨萸肉生山藥各二兩煎湯一大盌徐徐溫飲下精神頓復
邑六間房村王某年二十餘資稟羸弱又耽烟色於秋初病瘧兩旬始愈一日大便滑瀉數次頭面汗出如瀋精神頹廢昏昏似睡其脈上盛下虛兩寸搖搖兩尺無根數至七至延醫二人皆不疏方愚後至爲擬方淨萸肉大熟地各一兩生山藥生龍骨生牡蠣各六錢茯苓生杭芍各三錢烏附子一錢（拙著衷中參西錄載方名既濟湯）服一劑而醒又服兩劑遂復初

滄州友人張壽田曾治一少年素患心疼發時晝夜號呼醫者屢投以開通之藥致大便滑瀉虛氣連連下泄汗出如洗目睛上泛心神驚悸周身瞤動須人手按而心疼如故延醫數人皆不疏方壽田投以右所擬方將萸肉倍作二兩連進兩劑諸病皆愈心疼竟從此除根

奉天開原友人田聘卿之夫人年五十餘素有心疼證屢服理氣活血之藥未能除

根一日反覆甚劇服藥數劑病未輕減聘卿見初版衷中參西錄載有右所擬方及張壽田所治心疼醫案心有會悟遂用其方如沒藥五靈脂各數錢連服數劑全愈至此二年未嘗反覆由是觀之萸肉誠得木氣最厚故味雖酸斂而性仍條暢凡肝氣因虛不能條暢而作疼者服之皆可奏效也

松脂…琥珀…金剛石

和縣高思潛

張華博物志說「松脂入地千年變爲琥珀琥珀千年變爲金剛石」

松脂是鬆脆的琥珀是堅緻的金剛石是光彩晶瑩堅硬無比的這三物的性質絕對不同何以能遞相變化呢

考之化學書有琥珀爲樹膠之說又有金剛石爲炭素之說我於是曉得博物志所說的是確有所見

蓋松脂是樹膠琥珀是樹膠的變質金剛石是樹膠的結晶體樹膠以炭爲要素所

以琥珀含炭金剛石則爲純炭

照這樣看來松脂琥珀金剛石雖形式不同但是他含的炭素總是一樣這不是一物遞相變化的明證嗎至於他遞相變化的理由不外乎地心壓力的作用

張氏是晉時人當時並沒有所謂科學何以他說的話這種精確呢這不能不嘆我先民見識之宏經驗之富了

龍骨　前人

高士宗先生醫學眞傳說「龍骨本經上品之藥乃上天所謫之龍海濱深山間或有之今一種龍骨者乃北地深山之石壟骨」這話很對

龍是太古一種龐大的動物後來因大而無當就漸漸的把種滅掉了孟子言禹驅蛇龍而放之菹可見龍决不是靈物禹時尙有龍在所以那時候的龍骨是眞龍的骨到了後來龍既滅種龍骨也就希少藥用的龍骨就不得不尋他物冒充了

現在冒充龍骨的並不是石龍骨乃是羊頭化石這種化石產於雲南廣西等地方土人名之爲龍頭細細看他頭角的形狀及位置和齒牙的數目及構造就可曉得他確是羊頭了

論蛞蝓即蝸牛　陳守眞

蛞蝓即蝸牛之說古昔如保昇輩已曾昌明之矣然多爲說文爲有殼者曰蝸牛無殼者曰蛞蝓二語所誤致其說不行吾在昔亦泥許愼語及後閱日本程瑤田釋蟲小記知蛞蝓與蝸牛原非二物程氏曰蛞蝓即螔蝓與蝸牛爲一物蝸牛外殼扁圓腹垂邊外鋪如劍鍔而闊於背故曰蛞蝓蓋蛞之爲言闊也

論蛞蝓與蜒蚰之別　前人

本草諸家如宗奭輩皆以蛞蝓而誤爲蜒蚰（宗奭云蜈蚣畏蛞蝓不過所行之路觸其身即死故人取以治蜈蚣毒俗語云惡人自有惡人磨蜈蚣只怕蜒蚰螺細按

二說則知蜈蚣畏蜒蚰宗奭之說係蜒蚰之誤）蓋蛞蝓與蝸牛同爲一物與蜒蚰同類異種茲舉述其大略列表以分別如下

類別	殼	觸角	口齒	身體	足
蛞蝓	有扁圓之外殼	兩對	約一萬四千一百七十五枚	背闊而柔軟平時縮入殼中	無
蜒蚰	無	兩對	約二萬六千枚	狹長一條成圓筒形	無

辨血竭

諸暨葛介人

血竭出自南番諸國與乳香沒藥皆爲樹脂也色純赤味甘鹹性平無毒爲和血歛瘡之聖藥惟其單入血分與乳香沒藥兼能入氣分者不同但近日藥舖多以海母血僞充味大鹹氣極腥大非所宜而用者當選其染透指甲者眞嚼如蠟不爛者眞以火燒之涌出赤汁灰久不變色者眞

論陳皮

宜春黃國材

陳皮生於廣東成分經日醫化驗含有右旋利毛年配糖體苦味質等爲健胃消食藥凡病有不思食者與以此單味治之最效

論延胡索

延胡經化學試驗含有成分爲扣利答林主治腹痛疝痛產後之血痛或崩血有收血之效

論蚯蚓

蚯蚓有消炎之功凡遇疔瘡及火傷潰爛久不收口等患和以白糖塗之皆有奇特功效

論胡椒

胡椒經化驗含有批別林揮發油爲健胃逐腹中氣止寒泄久泄有大效

生理衛生學要義目錄

H.w.Conn著
潘文源譯

生理衛生學要義 Introductory Physiology and Hygiene.

H.w.Conn著
潘文源譯

第一章 吾人何故當知自己之身體

第一節 汽機及其運動

鐵道上之火車，附有汽機；此汽機乃一極奇妙之機械，有大蒸汽鍋，突出火車上，如人身之頭然，所以驅車輪之疾行也●車輪自身，不克使汽機運行，靜止時，直如泥土堆之無用●

汽機之行動，火夫與機器師主之●火夫所以清潔汽機，并塗以油；當車之駛，則加燃料於其爐，使之發火●爐內之水，受熱後一部分化爲蒸汽；俟其發生旺盛，機器師放開氣管，使之射出。此蒸汽射出時所發之力，火車在軌道上，爲其推動，先緩行，俄乃疾馳前進。汽機之力，是引全車日行數百英里；故是等機械，必須塗油使滑，且時清潔之。火夫當注意於爐內之水，與火箱內之煤及他種燃料之是否豐富。機器師尤當熟知各部之機械，如吾人之於字母然；且能驅使而運轉之，以謀乘客之安適。

第二節　人身之機體與其工作

人類身體，亦一可奇之機械也；其爲徵妙，較火車頭爲尤甚。無論何者，必當爲其自身之機械師與火夫。吾人而能保持體內各部之機體，健全適度，則各機體將優良其工作；若任其越出常軌，非特不能爲固有之工作，吾人將感極大之苦痛，疾病是矣。舉凡爲良好之機器師者，須知運用機器之道，熟察各部之構造與作用；而欲圖健康，謀幸福者，亦當知身體之組織與其作用。此身體與身體作用之研究，是謂『生理學』。吾人嘗見之機器師，非僅知機器爲已足；當進而求如何保護機器使其完善之道。如不能是，則機器將生阻礙，或且破爛，不能爲用。人於身體亦然；必也學習如何注意身體上固有之機能，此類之研究，謂之「衛生學」。

第三節　食物與其效用

火車汽機，常須供給以多量之燃料，行動時，火夫於爐中，苟不將燃料漸次適當加入，則機器師管轄之車頭，必減其速率，終乃停止。人體之賴食物，猶車頭之於燃料；吾人日常身體缺乏食物時，即覺饑餓，投以適量食物，始克長育；不然將艱於工作，一切生活作用，且行停止矣。人能善養其身，畢生幸福，實攸賴之；猶機器師之善用汽機，則各部機關，運動迅疾，鐵上烱烱發光。無油滓灰塵，爲之遮蔽，致失車頭美觀之形式。是以吾人當保護身體自然之美，外表內部之各種機能，胥純潔而健康矣。

第二章　吾人何故需要食物

小孩呼號以求餐；羣犬騰吠以爭骨；貓守鼠穴，歷時不去；駒鳥於林間曠地，追逐昆蟲，果樹園中，吞啄櫻桃，胥欲遂其求食之目的也。卽野外植物，滋養料亦取諸於地，乃能發育。此類之例，不遑枚舉。要之；凡有生命者，胥有賴於必需之營養物，失此，未有不頻於死亡矣。

一日三餐，吾人習以爲常；若減其一，輒枵腹難堪。食物之爲身體必需品，盡人知之。人當幼時，纖小之手指，不能舉一鼗鼓；（小兒玩具）足趾柔弱，步履維艱；迨其身體發育强壯；雖熨斗重石，握之易甚。其腿若足，且能載其身體，任意行走。夫以一幼兒而至成年壯大與父母等，食物之爲用大矣。

第一節　營養之食物，何故爲吾人所必需

人身之生長，壯健，全賴食物爲之助；幼兒當投以適量之食物，始克發育其身，即成人身體高大者，亦必賴多量營養之食物，以供身體上皮膚，筋肉，骨骼等各部之消耗。故吾人常見老死之皮膚小片，黏附皮面，此盖因新皮膚已長成於其下部，使舊皮膚失其作用，離身體而脫落也。當吾人衣服汚舊時，須加以修理洗刷；而人身各部機能疲憊時，亦必須有相當之滋補修養。食物於漸次增長身體以外，即所以滋補修養體內疲憊老去之機能

第二節　吾人之能力，何故賴食物而產生

人能舉其臂，筋肉之力也●日食之食物，消化後，即授筋肉以運動之能力●當吾人作工或休息時，體內絕非完全靜止，仍連續其運動●即在睡覺，呼吸及心臟血液之循環跳躍，亦依然進行●此呼吸與脈搏，支取體內之力甚夥，故食物之供給，一日間斷，體內各部機能，將現恐慌；非若火車頭之靜在機器室內，毋須用力，可鎮日無需煤之必要也●

男童在學校內，修畢功課，往往作戶外之遊戲●至女童運動較少，多耗其時間於家庭，或玩耍小囡，或替母工作；然而所需食物，男多而女較少，此其故可暸然矣●

第三節　吾人之體溫，何故賴食物而產生

食物自供給體力，生長滋補身體而外，亦爲發生熱力所必需●

人於寒冬，赤露厥手，以拾地上之石，則覺此石冷甚，以此石暴露於冷空氣中也。然吾人於寒天，設爲游技之運動，雖盡去衣服，亦能如在室內披重裘時之溫暖。此蓋石內無發熱之物，故在冷空氣中，亦隨之而冷；而吾人則有發熱之能力，故能常保其熱度。

吾人以煤燃暖爐或尋常火爐中，則一室溫暖如春。食物能在體中燃燒，而支吾人之溫暖者，正如室內之需燃料而得熱力同。故吾人在冬季欲體溫適度，當較酷暑時多進滋補之食物；雖在冷空氣中，自足抵抗而不感皸瘃之苦痛矣。

總括上述，人類之必需食物，有三目的：(一)使人體長育；(二)助筋肉强壯，增加筋肉之運動能力；(三)供給人體應需之熱力。

第四節　含滋養料之食物

幼孩之育於家庭中者，吾人當知其長成極速。生後一月中，雖僅食乳汁，不進他食物，而身體日異其昔●蓋乳汁所以使身體之發育，供給筋肉以能力，同時又授以體溫，小孩得此，已足營養其身而有餘矣●洎乎漸長，自能行步，則當有助於他食物，方能營養●

爲母者往往喜將少量之燕麥粉，和以乳汁，而哺其愛子●因燕麥粉於身體之長成，爲一極佳之食物●凡食物如燕麥粉或割麥（屬禾類）之能營養身體，供給吾人以體力與體溫者，特稱爲「含滋養料之食物」●

幼孩之身體，與時俱長，乃能進牛乳與麵包●麵包所以使其强壯有力，而麵包與牛乳，又能生體內之熱力也●

清潔之獸肉，乳汁，菽豆，豌豆等，爲極有滋養料之物質，能佐吾人以發育●體溫與筋肉條之運動力，皆此等食物所賦與●

第五節　食物與體力體溫之關係

火不能有生書云坎離交則生分則死又頭圓法天足方象地頭爲諸陽之首火就燥病火之人頭必先受其病故頭痛在三陽無寒症只分虛實二種虛屬陰火爲久病實屬陽火爲近病足痛在三陰無火症故屬寒濕火不宜在上只宜水火既濟如忿怒生肝火勞倦生脾火憂慾生心火勞力生肺火奔走房勞生腎火動則陽生靜則陰生陽動而陰靜魂游而魄守故陰症躍舞則生陽症靜養則痊也雖知病之所在亦要藥之相符如去實熱用大黄無枳實不通溫經用附子無乾薑不熱發汗用麻黄無葱白不發吐痰用瓜蒂無豆豉不湧竹瀝無姜汁不能行經絡蜜能導水無皂角不能通秘結又要升者莫過乎酒要降者莫過乎鹽與童便要消者莫過乎醋要散者莫過乎薑要補養者莫過乎蜜要滋潤者莫過乎人乳與牛酥

鵪鶉集醫學揭要終

加味平胃散（醫通）治脚氣嘔逆惡心畏食

蒼朮　川樸　陳廣皮　生甘草　木香　大便秘加製軍

沉香導氣湯　治脚氣入腹衝心疼痛腫滿大小便秘

羌活　赤芍　檳榔　生甘草　撫芎　香附　枳殼　蘇梗子　木瓜　生薑

犀角旋覆花湯（千金）治脚氣入腹腫滿喘急

犀角　旋覆花　橘皮　茯苓　香豉　蘇梗葉　棗

脚氣薏仁散（赤水玄珠）治脚氣痺腫心下急便秘

防風己　川芎　薏仁　猪苓　郁李仁　火麻仁　檳榔　枳實　羚羊角

生甘草　桑白皮

丹溪防己飲　治脚氣憎寒壯熱

蒼白朮　木通　防己　檳榔　川芎　甘草稍　犀角　鮮地　黃柏

便秘加桃仁　內熱加芩連　時熱加石膏　有痰加竹瀝

四磨飲　治脚氣上逆氣升

烏藥　沈香　檳榔　枳實

(廣利方治脚氣衝心檳榔一個研童便調)

烏麝散(永類鈐方)　平脚氣止嘔吐

烏藥(不拘鐵器刮末)一錢　麝香三釐　黎明空心服溏泄即效

脚氣上衝外敷方(外臺)

蓖麻子(去殼)四十九粒　蘇合香丸一彈丸　研細蜜水調塗兩足心膏貼

又方(丹溪)　治脚氣上衝火氣上逆

附子生研末津調塗兩足湧泉穴

威靈仙丸 治脚氣入腹脹悶喘急（孫兆名放杖丸）

威靈仙二兩爲末煉蜜丸桐子大酒下八十丸利出惡物如靑膿桃膠驗

商州人足不履地者十年新羅僧以此藥令服數日能行

增訂脚氣芻言終

浙江省各縣施醫院條例

（理由）

醫術與人命有直接之關係歐美諸邦及日本對於醫術一道非常注意而尤以設立病院爲實行推廣醫術救濟人命之必要方法故凡一都邑一市鎭必有一地方公立之病院其都會較大人烟較密地方且有至二三處或四五處之多者公共病院之關係重要已可概見浙省省會及商埠僅有外國教會所設病院而地方公共設立者前此未有所聞此本案提出之理由一本省醫學專門學校畢業學生不少大都因資本不能自立病院閒居在家殊與本省設立醫學專校之本意不符美國教育大家杜威博士前在省教育會提出問題三項詢問本省教育界人士其第三項卽對於閒居畢業生如何措置之問題可見此問題之重大各縣設立病院既可使醫校畢業生有所事事并可使其半盡義務則病院經費亦可簡省此本案提出

之理由二現世界貧富階級懸殊貧人患病醫藥無資每至不能保其生命殊可憐憫各縣自地方自治取消後所有縣稅內劃定之公益金準備金縣知事不免任意撥用何如酌撥爲設立病院經費使貧苦人民得沾實惠此本案提出之理由三

（辦法）

第一條　公立病院在各級自治未恢復以前由縣知事籌備設立並直接監督之

第二條　公立病院以救濟貧苦人爲主旨不收診費藥資其非貧苦人願納診費藥資者亦得爲之診察

第三條　公立病院於本縣衛生及防疫事宜有協助之責

第四條　公立病院設在縣治其縣治民居稀少者得酌設於繁盛市鎭

第五條　公立病院之經費得於縣稅公益金項下及固有公益款內撥用

第六條　公立病院院長由縣知事聘任醫師藥劑師由院長聘任均以在本國或

外國專門醫學校畢業者爲合格但應儘先聘任本縣人

第七條　公立病院各種細則由院長制定報告縣知事查核

第八條　本條例自公布之日施行

中華全國醫藥衛生協會會員錄（三）

查鳳岡原名鼎號貢甫又號梧生現年五十五歲江蘇松江婁縣附貢生鄉薦不售廢舉子業潛修醫學其間曾入江蘇法政學校因時事日非旋又棄置遂專心於醫學者有年然秉　先嚴遺訓言內科一道醫理淵深且生死關頭係在醫家之手非一知半解者所可幾汝曹勿爲其敬聽毋違雖於內科亦嘗涉獵不過佐目科之不及以是承先人之志繼先人之業前入神州醫藥總會評議員現又入南通中西醫藥觀摩會著中西眼科摘要一卷正誤一卷目科傳薪二卷生平又學隸篆好金石精古玩又善雜技本社同人組織中華全國醫藥衛生協會以其羣策羣力對於吾

醫界之興革易謀發展遂首先加入焉

羅端毅字煒彤年三十八歲浙江黃巖縣人博覽中國古今醫籍有年近復參觀西醫凡泰東西經譯漢本之醫書無不涉獵而購閱焉研究中西醫學頗多心得宗旨以中醫爲體以西醫爲用取長補短素以會通中西改良醫學爲己任宣統二年入中國醫學會會員民國元年南京醫學會贊成員民國鼎定教育部有偏重西醫之議經余王諸先生由滬上發起神州醫藥維持會設總會於上海來函相邀遂入神州醫藥總會爲會員民國七年戊午冬總會推舉職員公推外埠台州調查員現入中華全國醫藥衛生協會爲會員歷任內地各鎮鄉藥號醫員爲人治病必四診詳審不分貧富一視同仁民國八年己未夏秋之交霍亂症盛行將中西醫治急救之方法編就霍亂流行之警告徧發各界並登錄本報按症施治活人甚衆行道十餘年頗爲社會所信仰現住本邑東南鄉橫街百花廟前

王心原字紀倫年三十一歲浙江紹興人幼讀書因父患伏暑證爲醫誤投下劑卒至不起於是憤志習醫先從越醫楊又丹先生講傷寒溫熱病學三年繼病足瘍就治外科痛苦倍嘗三月不效後得日醫渡邊先生療治而愈於是更習西醫學於上海懷濟醫院與德日諸醫實地研究兩載有餘已知醫學各科之大概新法新藥之診斷治療厥後觀其診治各病處方恒多隔膜不及中醫處方之複雜用藥之靈變遂又改弦更張復從中醫學家孟河費子源先生遊課讀臨證又三年始探內科學之綱要外科學之奧旨深歎醫學之淵奧研求之非易近乃鑒於西醫治瘍之未臻完備國醫外科之衰頹不振又應世界潮流之所趨學重專門社會時勢所需要更復專攻外瘍病學歷充臨浦育嬰堂西醫局杭州仁濟西醫局實善中醫局忠清中醫局內外各科中西醫務六年現在浙江省會籌設中醫外瘍病院及本社杭州代派處

竹　熙字芷熙年五十有一前清光緒辛亥年遊庠世傳醫學以女科名曾祖樂山公屢遊姑蘇與醫士吳氏友善盡傳其學以授先祖右亭公公又授先君子蓀浦公所傳學說皆兼男婦小兒非偏於女科也而遐邇問病者咸以女科稱熙幼業儒至二十未卜一衿先君子訓熙曰儒者之爲道非拘拘於八股凡有益於世有益於家與身者皆當學之醫爲活人術可以濟人可以保身延年熙由是兼學醫追溯曾祖以訖先君子爲人治病並不受人資先君子暮年多病就診臨門不勝其擾於是定醫資之例欲其減少問病者也而問病又如故是以命熙與二弟芷沅日習經史夜習醫書七八年後熙與二弟代先君子而爲之今先君子逝世已將二十年矣回憶嚴訓銘心不忘亦以所習之學以授長兒餘祥也

記者按餘祥君亦嘗投稿本報中家學淵源兼參精神學深得催眠術之精理以輔藥物療病之不逮

中華民國十年四月二十日出版

紹興醫藥學報第十一卷第四號

（原一百二十期）

編輯者　紹興裘慶元吉生

發行者　紹興醫藥學報社

印刷者　紹興印刷局

分售處　各省各書坊

歡迎轉載

報價表

新報	全年	半年	一月	
冊數	十二冊	六冊	一冊	
定價	一元二	六角半	一角二	代派或一人獨定十份者八折五十份七折郵票抵洋九扣算空函恕復
舊報	一至十三期	十四至十七期	十八至四十四期	四十五至百十六期
定價	五角	三角	八角	每期一角
郵費	中國	日本台灣	南洋各埠	
	加一成	加二成	加三成	

廣告價表

等第	地位	一期	六期	十二期
特等	底面全頁	十元	五十四元	一百元
上等	正文前全頁	八元	四十三元	八十元
普通	正文後全頁	六元	三十二元	六十元
注意	所稱全頁卽中國式之一單面外國式之一配奇如登半頁照表減半算			

大增刊第七已出版每冊實洋五角外埠郵寄加帶力五分

新印書目

本社出版書籍又有所增故特新印書目任人索閱本地面取外埠函索均即照奉不取分文

特約經理處

本社在各省發行書報藥品新訂特約經理處如下

奉天省城章福記書莊　餘姚北城內圖書公司

直隸滄縣春和堂藥店　杭州下皮市巷外瘍病院

福州南台同仁藥公司　上海鐵大橋文益書局

凡惠顧諸君在以上各處購買書報藥品與本社一律

（他處容續登）　紹興醫藥學報社啓

紹興醫藥學報

第十一卷第五號

中華民國郵政局特准掛號認爲新聞紙類

紹興醫藥學報 第十一卷第五號

紹興醫藥學報

第十一卷第五號

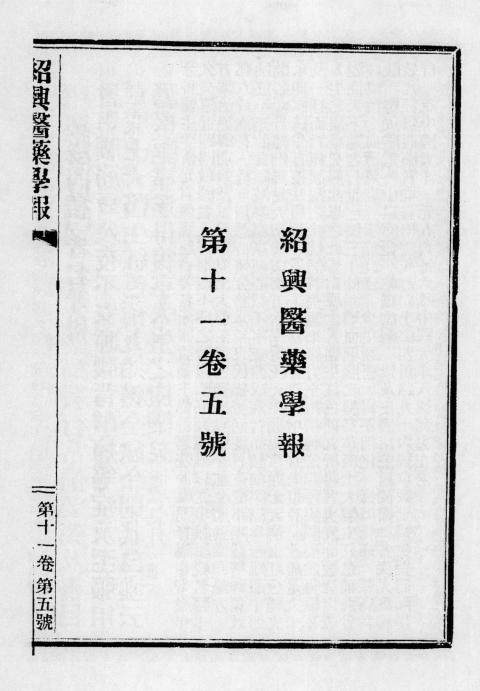

此係厦門著名牙科

曾患腦筋衰殘夜不安睡腰背酸痛等症及至服用韋廉士大醫生紅色補丸始獲全愈今則其自述云舊疾驅盡遂得復享人生之康樂矣

牙科醫生李衛元君係福建省著名牙醫設衛生齒科醫院於厦門打錫巷街歷年久矣遠近踵門就診者大有應接不暇之勢以腦筋衰弱難以從事雖屢經名醫 多方調治絕鮮功效及試服韋廉士大醫生紅色補丸竟獲全愈今將其原函錄左

鄗人於齒科一道向以悉心研究務求精良因操勞過度日夜從事耗費精神竟致腦筋不充飲食頓減身軀羸瘦心緒不寧夜難成寐背痛腰酸深以爲苦雖服中西馳名膏丹補劑無見大功後蒙南方大藥房王先生囑服韋廉士大醫生紅色補丸余即試購半打按法服用不意丸未服罄而胃口大增精神漸復於是連服是丸未及一打而背痛腰酸之疾恍然若失邇來腦力充裕精神倍昔舊疾驅盡遂得復享人生之康藥矣靜坐思之此皆韋廉士大醫生紅色補丸所賜者也爰誌數語以表謝悃

天下馳名行世已歷三十餘年補血健腦之聖品韋廉士大醫生紅色補丸曾經療治 血薄氣衰 腦筋衰殘 少年斲傷 胃不消化 瘋濕骨痛 腰痛背酸 臀尻酸楚 山嵐瘴癧 乾濕癬癩 以及皮膚諸恙對於婦科谷疾尤爲神效凡經售西藥者均有出售或直向上海四川路九十六號韋廉士醫生藥局函購每一瓶中國大洋一元五角每六瓶中國大洋八圓郵力在內

紹興醫藥學報第十一卷第五號(原一百廿一期)目次

論文

學術

紹興醫藥學報

致周小農君函　劉　峻
致裘吉生君函　周　鎭
致王蘭遠君函　胡天中
(二)醫事聞見錄(續一百二十期)
中華全國醫藥衛生協會會員錄四

醫學宜從實驗說

宜春黃國材

我國醫學之退步大抵由重虛浮之理想而以五行五運强解釋其病理後賢駁前賢今人駁古人議論滿紙盡是空言而求其可試驗有據者則莫可得也不知醫學握生死人權貴實驗而不貴浮泛故西醫凡診斷療治必試驗有憑者乃可公諸於世如細菌爲生病之原能接種而發生同一之病症如血清爲防病之寶能接種而產生抵抗之毒素知外症不可憑也而有鏡察之筒聽之椎打之化學水試之故診斷與解剖相符知服藥不足恃也而有針刺之刀割之手摩之電器機振之故療治嘗著奇效我國謂知覺運動本之於心而西醫謂發源於腦初不之信西醫能以刀剖開皮膚鉗住知覺腦絲則手失知覺鉗住運動腦絲則手莫能運動問我中醫所謂主於心者能提出證據否乎消化食物者在西醫謂係胃中鹽酸百布聖胆汁胰汁等在中醫謂係脾掉動孰是孰非固難辨析惟西醫能割其脾而消化無恙且能

取出豕胃汁和入食物片刻卽消化又於膽胰有病變以藥水試其便溺則診斷與解剖無差妊娠初期本難診察故中醫診脉往往錯誤而日醫以藥試其溲血而受孕十日卽可辨其男女梅毒未形者誰能察之而西醫能以藥水一驗莫可逃遁譬如兩目中醫皆謂屬肝有目病者經西醫解剖大不相符往往有肝病者目無恙有目病者肝無恙然有照法服藥往往有效者果何故哉蓋以藥能調補血液之缺點病自向愈非治愈肝而後目愈也若水腫一症我國有五水之分皆從表面而命名謂病出何臟腑皆無事實可證不若西醫辨症經藥水器械診察找出確據之爲愈也或謂我國古聖著內經嘗百草本有妙訣非西醫所能及世之厭故喜新者殆盲從西人耳不知古聖憑空創造凡百事物不過略定規模所以粗而不精必世代屢加改良乃由粗及精如梃戰變爲兵刃兵刃變爲弓矢弓矢變爲槍礮至今日政治器具文學事事皆從新法醫學亦何獨不然如謂保存國粹他文學政治皆非國粹

而醫學獨是國粹乎現我國醫科大學章程皆以西醫爲主夫在上者既不保護在下者徒爲固守吾知終歸無效然以愚陋見中醫有效可以傲外人者厥惟藥物蓋以西醫之診斷用器械藥水及中法之寒熱虛實診察病症病症既定以中藥調治之試而有效者或以化學提其精或製爲丁幾或爲丸或爲末使其便於服食一面研究西藥之有效者果以何原料造成以中藥仿而製之或改良而高出其上其器械藥水亦爲仿造斯不汲汲於保國粹而國粹自保也若固守舊法徒於五行氣化虛浮中竭力鑽研猶以舊日之刀兵弓矢敵今日之快槍堅礮縱有謀將利兵未有不敗者矣吾國中醫豈不愛中醫之法但以優者趨之何分中外西醫之劣者如藥不分寒熱病不分虛實却是一缺點惟病理由實驗而來診斷而解剖而定以視吾中醫則遠乎莫及也質我同人然乎否乎

說切藥之非　　龐履廷

菽粟布帛衣食之資料然必製作精良不失其原素性質始足以章身體充口腹斷未有腐之敗之而能利益於日用者也藥品亦然神農嘗百草以療民生使無疾病之虞雷公審藥之寒熱溫涼調劑五味創爲炮製亦非矯柔造作徒爲文飾藥品之法愚觀藥肆之中競相貨藥者創爲刀切草根樹皮枯乾則堅有利刃所不能斷者復創爲水浸水泡之法甚至於釜煮不已則二三煮之水漬水泡已失其原素又從而二三次煮之均成爲腐敗性此等藥材愚居藥肆中目所親見醫家不知病者尤不能知徒悅其藥片薄潤色澤光亮猶復於診視之後凝神壹志執筆研究調生尅制化之用作爲方劑以冀病者痊痾不知藥之原素性質消歸無有欲假藥力得心應手起死回生不亦難乎計惟有聯合同志直向各藥肆交涉剷除其水泡鍋煮不用刀切而有軋法如有非刀切不可之藥品卽宜在各地道原出處乘其新鮮之時斅切而乾晒之則藥物不失其性質而貨賣亦無腐物傷生之弊蓋藥物遵古炮製

尚有此入手辦法非一人之力所能及亦非一偶之地所能徧是所望於醫界諸君子同心同力剔除其弊或另籌有改良規則更爲美善僕歧予望之

英人論中國醫學進步　（十年二月二十三日新聞報）

二十一日倫敦電巴姆醫士於皇家醫學會開會時對衆宣讀其所撰中國醫學進步之文稿略謂中國醫學在某數點上實在英國之前中國有一藥書係一千七百年前所編成者內載藥品多種今日爲世界所通用此卽其證也云云麥加里斯特爵士稱中國進步殊足注目會衆通過議案對於中政府刷新醫學之舉動表示同情並允予以種種助力以促中國醫學之進步　案巴姆醫士所謂一千七百年前所編藥書諒卽張仲景先生所著之傷寒雜病論也中國醫學發明甚早自後日有進步固不必待西人譯書始以爲奇惟華籍西醫日思壟斷聲聽或加取締閱此當知排擠之非是昔外人譯我本草綱目而悉華藥之價值今復譯漢張仲聖遺書中

學之程度又高所願吾社同志擇尤醫書郵捐國外以張吾軍幸甚寄書外國郵局有一定程式郵費一問即知　周鎮識

今日醫生應盡的義務

武林余春軒

一衛生講演會　這個會的宗旨就是普及個人的公共的衛生知識使社會上的人實行衛生革除一切的惡習慣況且夏天快到了社會上有種種不衛生的習慣所以赶快設立衛生講演會各醫生擔任演講使社會上的人都知道衛生是怎麼衛的況衛生卽是預防疾病的靈丹所以這個會是設立愈多愈好現在杭州已經發起了我希望一天多一天如基督教講演耶穌一樣豈不是大快事麼

一廣設施醫院　說到施醫一層在慈善家是成立的很多在醫家創辦的很少西醫方面或有每日規定時間作爲施醫過時照例收費中醫家雖有貧病不計一語但這句話是句客氣話要怎麼呢要各名醫結爲團體設一施醫院輪流值班

施醫分文不取或仿西醫每日規定時間施醫這才叫盡義務

中醫與西醫之比較論

邗江燋侯劉廉青稿

中醫之祖首推岐黃岐黃而後厥惟仲景仲景之術本諸內經內經者卽儒林中詩書易禮春秋也儒不習詩書易禮春秋則謂之僞儒醫不讀傷寒內經則謂之庸醫以庸醫之拙而强欲以醫術濟人未有不僨事者宜西人以刀割之能稱雄於中國也夫西人者誰卽泰西各國之族也其語言文字皆不與中國同卽或有一二特出之資習染華風稍識中國之文亦不過皮毛肌膚而已天下未有皮毛肌膚之技而猶能窺我堂堂皇皇萬仞之宮牆哉觀其所操之術無古書無今方種種小技不外藥汁與儀器而已譬之五臟六腑在岐黃內經而論無非配以卦爻以分肝左爲震肺右爲兌心南爲離腎北爲坎脾中爲坤之實驗稍明孔孟之道者類皆能化裁之使進於道又何有難解之問題耶然而西人則有不然者卽如五臟六腑則必製以

軀殼配臟腑於其中置諸密室以備參考觀其外似乎西人之研究有勝於中醫而抑和中醫之根柢則又西人所不可知焉天生岐黃以壽世天不能使岐黃之術沉埋於腥風羶雨之中天既不能使岐黃之術屈於夷則中人之欲學岐黃者固不可須臾緩而中醫與西醫之軒輊又不待智者而後知矣獨是輓近之時總總然以醫術自負者平素委蛇表度時髦自誇以爲祖國之醫術不若西人乃以絕大金錢肄業於歐西各國稍知一二皮毛則曰我輩已卒業焉吾將行道於中邦焉於是設立醫室新其屋宇翬飛鳥革竭盡匠氏之工棋佈星羅陳設西人之藥臨溫病而不知動曰癆瘵閱古方而不解輒云無效堂堂氣象衣冠着西式之裝赫赫威儀治病用顯微之鏡號金僅取數十文欺盡鄉愚病者不知何處去地下銜悲魂魄結兮天沉沉寃鬼聚兮雲冪冪芳草衰兮髏寒西風吹兮骨朽傷心慘目有如是耶業醫者其亦知所勉歟

山萸肉解（續前）

鹽山張錫純

奉天興業銀行羅仲文年二十餘感冒風寒三日心中微覺發熱頭疼身微惡寒舌苔猶白脈在浮分知仍宜汗解遂俾用阿斯必林一瓦强調以白蔗糖錢許冲水服下孰意未服此藥之前已服降藥一劑而愚不知也至服阿斯必林後降藥發動連下二次繼則徧體出汗病人自覺清爽遲數點鐘上半身又出汗遂覺氣力不支精神昏憒氣息若無診其六脈皆不見細心體察彷彿微動呼之仍知應聲知猶可救爲疏方淨萸肉三兩人參三錢煎汁兩鍾未服忽有林姓醫者至言此證非重用獨參湯不可彼舖中有一百元錢一兩之人參服之立能挽回其號夥聞此言與愚相商答曰此證誤在汗下藥並用今汗後上半身又自汗有上脫之勢若重用人參其汗轉多其脫亦必愈速喻嘉言寓意草中載有重用人參致氣高不返之醫案可爲炯戒也其號夥果信愚言將所煎之藥分三次服下汗止脈出氣息精神亦復常

隣村黃龍井莊周姓少年當大怒之後漸覺腿疼日甚一日兩月之後臥床不能轉側醫者因其得之惱怒之餘皆用舒肝理氣之藥病轉加劇後愚診視其左脈甚微弱自言凡疼甚之處皆熱因恍悟內經謂過怒則傷肝所謂傷肝者乃傷肝經之氣血非必鬱肝經之氣血也氣血傷則虛弱隨之故其脈象如斯也其所以腿疼且覺熱者因肝主疎泄中藏相火（相火生於命門寄於肝膽）肝虛不能疎泄相火即不能逍遙流行於周身以致鬱於經絡之間與氣血凝滯而作熱作疼所以熱劇之處疼亦劇也遂用淨萸肉一兩以補肝知母六錢以瀉熱又加當歸丹參生明乳香生明沒藥各三錢以流通氣血（方載拙著衷中參西錄名曲直湯）煎服十劑熱愈疼止步履如常

安東友人劉仲友年五十許其左臂常覺發熱且有痠軟之意醫者屢次投以涼劑發熱如故轉覺脾胃消化力減少後愚診之右脈和平如常左脈微弱較差於右脈

一倍詢其心中不覺涼熱知其肝木之氣虛弱不能條暢敷榮其中所寄之相火鬱於左臂之經絡而作熱也亦治以曲直湯加生黃芪八錢佐萸肉以壯旺肝氣赤芍藥三錢佐當歸丹參諸藥以流通經絡服兩劑左脈即見起又服十劑全愈

本溪湖煤鐵公司科員王雲生年四十餘兩脇下連腿作疼其疼劇之時有如錐刺且尿道艱澀滴瀝不能成溜每小便一次須半點鐘其脈亦右部如常左部微弱亦投以曲直湯加生黃芪八錢續斷三錢一劑其疼減半小便亦覺順利再診之左脈較前有力又按原方略爲加減連服二十餘劑脇與腿之疼皆愈小便亦通利如常蓋兩脇爲肝之部位肝氣壯旺上達自不下鬱而作疼至其小便亦通利者因腎爲二便之關肝行腎之氣肝氣既旺自能爲腎行氣也統以上三案之則萸肉酸收之中大具條暢之性不昭然乎

東洋參解

何志仁

我國之東太平洋之西北隅地名東洋也其間多島嶼是參產於其間故名東洋參其味甘美其氣芬芳蓋秉東方之氣其力至剛居坎方之地其性純陽是參有老山新山之別老山力勝新山次之用以救脫功莫大焉

【案】

鄰里朱金生之嫂王氏今春二月乍見昏絕僉呼怪事朱君邀余往診見其口眼俱閉四肢厥冷面黃唇白呼吸至微診其六脈散失余謂此係脫症當用生脉散倍參服之時有鄰婦在傍知其病由謂余曰吾聞虛不受補彼係血崩服參有礙否余曰誠如是參當重用是血脫補氣陽升陰長之義也遂用老山仁記一兩麥冬四錢五味子二十粒水一盌煎八分溫服漸見甦醒後以膠艾四物湯加仁記數劑後厥疾云瘳矣

周村周春山之妻年近不惑素禀虛羸妊娠四月誤觸胎墮午後大血滚滚及暮不

止周君以伊妻屢患胎漏故淡漠視之不即延醫迨夜半血脫而暝乃至余家叩門叫醫余隨之入門見舉家哀泣觀病者面色痿黃唇無血色口開眼合雙手握固診其六脈隱隱似有似無余用仁記參六錢入水略滾（蓋不多滾者取其生則氣銳也）徐徐與服漸漸覺蘇一家之人含淚歡呼後服四物丹參等加仁記數劑乃愈矣

嵊縣交湖村袁旺春年出三旬受病月餘服藥罔效勢極危篤迎余診之余診其六脈沉細氣喘不堪語言不接問其大便溏泄寤則自汗余憶喘從泄減理之然也今上喘下泄中氣大虛遂用仁記六錢淡附片一錢萸肉三錢一劑而喘平汗止再劑則大便實而精神加矣

論人中白製法　馬叔循

人中白治咽喉口齒各病需爲要藥即𧏾毒疳蝕以及耳鼻血熱諸證亦多用之蓋

其色白入肺味鹹走腎性涼清火且有活血不傷元氣之功然古有其方而今人施用未見大效者豈古今人氣血不同抑用之失其當歟究其原因則製法未得其道之故耳每見世人所用人中白或係糞窖之沙或係婦人便桶之垢取而煅用其色黃黑其氣臭惡即有精良人中白亦俱經之以火皆由拘泥時珍綱目風日久乾瓦煅過用二言以誤之也後人不察其千慮之失謬誤相承用之無效固其宜矣凡收人中白須取年久永不蕩滌之溺器以清水滿貯之日晒夜露常換以水俟臭氣已淨其色全白方傾去水晒乾研細用色既白而本性不失此予深心研究而得之法苟用得其當效如應響

十滴水宜慎用論

前人

現在新發明之十滴水查其所合藥味均是溫燥之品用於長夏初秋濕土當令霍亂吐瀉之病誠有功效若用於春溫秋燥以及素來陰涸之人大非所宜曾見隣嫗

購此藥施送服之者每患喉疼甚至有竟因此以戕命奉勸有心濟世者凡爲人服十滴水必審明病情時令幷勸售此藥者亦須註明原由勿以一切二字冠之於首是誠仁人君子積德之一端也

發散膏論　前人

丹溪云敷貼之藥只可應酬輕淺小瘡故外科重證必賴內服湯劑外敷之藥惟有活血通氣隨其因寒因熱而加溫凉之品苟非深入骨髓者自得其效近來藥肆有一種發散膏其藥以樟腦丁香二味貼初起之瘡用於皮不紅肌不熱者尚無大害若施於火毒之疔腫禍不勝言其方不知創於何時從無有人起而正之當今醫葯會盛與此種惡習其可不革除之乎

藥物研究錄終

吾人所食各類之食物，非盡能建造身體者，特給吾人以體力，與保持體溫而已。食物中所含糖質，不能增人體以一英寸之高，亦不能促進吾人之生動；惟使各條筋肉有運動之能力，與製造體內熱力之二作用。肥肉，乳酪，或含油類及澱粉之食物，爲用亦同。麵包，馬鈴薯（卽番薯之一種），及蔬菜植物，多含澱粉，烹調之以佐餐，於體力體溫，亦大有裨益者也。

脂肪供給筋肉以能力外，爲極佳製作體溫之物質。吾人於夏季，務宜少食，否則，體熱過高，益以酷暑，身體必感苦痛。若在嚴冬，則較暑大，當進多量之脂肪，俾身體不爲寒冷所困。處地球近北部之幼孩，尤以脂肪爲必需品。美洲極北部及格林蘭（Greenland）之蒙古種人，世稱謂愛司克麻（Eskimo）族者，其男童女孩，所進食物，甘甜之糖菓，不逮牛羊之脂肪遠甚，亦所以爲禦寒計也。

吾人若偏嘗食物，則其對於身體之供獻，當可分別考察。學習生理學，即所以知何類食物，最適滋養吾人之身體；而何類則爲能供給能力與保護體溫之尤佳者也。

第三章　何物可食

人於一星期中，日唯以燕麥粉充飢，不進其他食物，則此人必嘆爲不幸。日食燕麥粉者，雖不致枵腹，然不久疲倦叢生，或且閉其「食物欲」，各種食物，將難下口矣。

此「食物欲」，即普通稱爲「胃口」者是。欲謀胃口之强且健，當進各種適宜之食物；若徒賴單一食物以滋養其身，給供體力與體溫者，其不瀕於危險幾希。

第一節　與吾人適宜之食物

吾人每餐中，各類之食物，所以使身體之發育滋長，并供給其能力與溫熱者也●幼兒宜以麵包，牛酪，乳汁，少量之肉及禾類植物爲食●蓋乳汁能營養身體，亦爲體力體溫所由出；禾類植物，所以使身體之增長；牛酪乳汁，當與麵包同食，肉爲供給吾人以脂肪者●至脂肪對於身體之作用，前章已述及，當爲閱者深悉矣●

吾人又須略食糖類，以爲增加能力與保持體溫之用●糖果糕餅，含糖質甚富●然若多食糖質，反損胃口，而身體所當發展之食物欲，亦且因以閉塞●故於膳時，糖果之類，適度而食，殊益身體；如一味貪食，不加節制，此非良好之習慣，吾人所當深戒也●

第二節　早膳午膳及晚餐

閱者曾一思及乎？當膳時，吾人何故須備多種不同之食物？若僅以單一食物爲食，則胃口將致疲勞；必別求他種食品，方於體力體溫，滋養無害●因此，吾人之於早膳，當以蕎麥粉或他種禾類植物，乳汁，蛋，麵包，水果等爲食●於午膳，當進以堅實之食物，如肉汁，番薯，蔬菜等，食後又進以含糖質之水果，糕餅●肉，番薯，肉汁，皆爲與人以體力體溫最佳之滋養料，水果，糕餅，亦爲與人以體力體溫之物，惟滋養料較遜●幼孩於午時進食，較夜間爲有益●故消化食物，當以中午爲最佳之時間●然於晚餐，實難廢止●如食堅實滋補之肉食後，息一時歸寢，其益於幼孩身體，比之食後即安眠者遠甚●故幼孩當睡前，運動適宜，實爲健身之要道●

麵包，牛酪，乳汁，微火緩蒸之水果，清潔之糕餅等，皆爲幼兒晚餐最適當之食品●

第三節　學校點心

學校中之點心，甚爲簡單。若食於休息時，則有切塊之麵包，牛酪與水果等。若爲午時之小食，則以夾肉麵包，淸潔糕餅爲最佳。

夾肉麵包，尋常由搽乳汁之麵包二片，中夾火腿或雞肉製成；學校用者，製法甚夥。花生油，鰛魚，切細之火腿，冷肉片，此諸品皆爲製夾肉麵包時極佳之補充物。欲儲藏至一月之久者，乃裹以白臘或臘紙；苦醃之，其味更佳。

第四章　食物之種類—動植鑛三界

讀者或曾爲「二十問題」之遊戲乎？則當記憶其第一問題曰：「此物屬動物界乎？鑛物界乎？抑屬植物界乎？」蓋地球上萬物，無一不屬諸此三界者；此三界中各類不同之食物，請略究之：

主要食物表

動物界	植物界	鑛物界
乳汁	禾類	鹽
牛酪	蔬菜	石灰質
蛋	水果	含鈉物
鮮肉	殼果	鐵質
	糖	輕養化鉀
	含香物（如胡椒）	
	蜜	

「鮮肉」卽家禽類或野禽類，獸類，魚類等之肉，最適於吾人者，為牛羊：

雛鷄亦爲佳品●

「石灰」爲吾人骨骼之構成，及骨之堅强所必需●　身體內所有之石灰，皆取之於禾類植物；麪包及牛乳中亦含之●

「含鈉物」，「輕養化鉀」，「鐵」，此三者，含於日食諸食物中，爲吾人健康所必需●

「馬鈴薯脫落後，何故使之腐敗？」此爲一極古之問題，乃「鹽」之作用也●人常喜以糖或胡椒等與各種食物同食，然烹調之食物，尤喜和以鹽類●　有時且撒少量之鹽於穀果上以爲食●　此「鹽」雖不能爲增長人身，與人以體力體溫；然於健康，不無小補●

「蔬菜」中最足營養身體者爲菽豆，豌豆●　馬鈴薯含澱粉頗豐饒，爲供給體溫之食物，惟不能使身體增長●

「水果」自微火中蒸熟者外，鮮者須完全成熟後可食●

「殼果」如能緩緩咀嚼至甚細，則爲能滋養之食料●

「蜜」如咯食，亦爲有益●

「含香物」多食，常有損害●

讀者研究上述「主要食物表」，見麪包，果醬，糕餅等，不皆列入，將致疑怪；然一注意深索之，當可恍然，蓋表內所舉者，僅未經人工製造之原料食物而已●

夫麪包爲烹調之食物，含粉，乳汁，少量之鹽，糖而成：粉則由麥或稻所製；糖爲蔬菜所產生；鹽屬鑛物；乳汁又爲動物所出● 觀此，麪包乃含動，植，鑛三者而成，非原料食物明甚● 他如果醬，糕餅等，讀者可類推，茲不贅●

社友讀書記

醫藥學報同人撰
紹興裘吉生編輯

讀內經隨筆一

無錫周源逢儒

讀書之法須具抉擇之識力讀之庶不爲書籍所困而讀古書尤甚以古時書籍流通甚難轉輾鈔寫或有謬誤况經秦火之後故讀古籍應闕疑則闕之不必拘拘如漢學家因一字一句之考據動輒數萬言也如內經一書述於黃帝之時厥後代有增加至唐而文注紛錯義理混淆(原林億序句)蓋唐列醫學付之執技之流縉紳先生罕言之習此者寡通雅淹博之士致至精至微之籍不大彰明於世幸其時王冰之註及宋高保衡等新校正始復燦明於世今節錄王冰序言一則略可見唐以

前未註時之內經也（冰弱齡慕道夙好養生幸遇眞經式爲龜鑑而世本紕繆篇目重疊前後不倫文義懸隔施行不易披會亦難歲月既淹襲以成弊或一篇重出而別立二名或兩論並吞而都爲一目或問答未已別樹篇題或脫簡不書而云世闕重合經而冠針服併方宜而爲欬篇隔虛實而爲逆從合經絡而爲論要節皮部爲經絡退至教以先針諸如此流不可勝數）讀者研究至此必懷疑義曰序中所言紕繆之處悉改正否已完善否曰是難言如宋高保衡等校內經時去唐王冰註釋時僅三百餘年而正謬誤者六千餘字增註義者二千餘條況宋至今亦已九百餘年不聞復有詔校正其謬誤者又如王冰序中新校正云（詳素問第七卷亡已久矣按皇甫士安晉人也序甲乙經云亦有亡失隋書經籍志載梁七錄亦云止存八卷全元起隋人所注本乃無第七王冰唐寶應中人上至晉皇甫謐甘露中已六百餘年而冰自謂得舊藏之卷今竊疑之仍觀天元紀大論五運行大論六微旨論

氣交變論五常政論六元正紀論至眞要論七篇居今素問四卷篇卷浩大不與前後篇卷等又且所載之事與素問餘篇略不相通竊疑此七篇乃陰陽大論之文王氏取以補所亡之卷猶周官亡冬官以考工記補之之類也又按漢張仲景傷寒論序云譔用素問九卷八十一難經陰陽大論是素問與陰陽大論兩書甚明乃王氏并陰陽大論於素問中也要之陰陽大論亦古醫經終非素問第七矣）按是七篇皆言五運六氣之辭每多微言深義在在而有余讀內經中經水一篇分三陽三陰舉汝澠漯濟水名此水名皆後人所定黃帝時未有也舉此類推其中多非軒岐之言然學者亦當次第研求之校正之而且黃帝所論生理學理忽而星辰忽而五行陰陽順逆不合今義因此大純小疵之中隨置全書於不講如希臘績學之士抱一二斷簡殘篇窮年矻矻以況吾國厭故喜新之流能無抱慚也夫

讀內經隨筆二

前人

上古天眞論乃衛生學言也其中所言竊以爲非軒岐之語按是時人之夭年皆數百歲而篇中言半百動作皆衰及度百歲乃去等詞與今人之壽略等又以酒爲漿黃帝時尙無酒也(考據家已證其僞託並有後世邑名)然其中言衛生之理極精確可誦何則盖衛生之道非僅在飲食起居求完全也精神上亦當修養如爲屋必堅固其基礎若徒堊其外觀雖華麗亦何益乎故康健之身體實賴康健精神提絜之吾國素以精氣神爲三寶書中呼吸精氣獨立守神能却老而全形今歐西之衛生法僅重飲食如臚列牛肉牛乳鷄子等凡甘肥之品皆化其成分一一而實驗之甚則以某餐食何物食若干表之以爲模範其於起居等亦甚研究而體力仍未見强於昔醫院與新發明之病與日俱增何也是皆務其外體而不修養其精神之故也苟食飲有節起居有常自能腠理密營衛和內臟强心之神明不昏病從何而入哉余覽內經知吾國之攝生法遠出於歐西雖有一二相似之處西人取其形式吾

則具其精華非讆言也上古天眞論一章攝生之言也其他散於他篇者不可勝紀故內經一書衛生學生理學病理學俱言其精不言其粗也

讀雷少逸醫毋自欺論書後

紹興史久華介生

醫生立於社會之中將欲救蒼生而揚聲名其在己者曷恃乎恃乎動作云爲至誠無妄足以盟幽獨質神明而已惟如是雖在狡猾者遇之尚復相見以誠謂夫彼不欺我我亦何忍欺彼乎今讀雷少逸醫毋自欺論謂醫者依也人之所依賴也醫毋自欺斯病家有依賴焉夫醫之爲道先詳四診論治當精望色聆音辨其臟腑之病審證切脈別其虛實而醫嗚呼雷氏之言可謂仁且達矣夫醫爲仁術抑精藝也非與他種營業可比如醫者不察青黃赤白黑之五色不聞呼笑歌哭呻之五聲不別弦洪緩毛石之五脈焉能知臟腑之病而擬酸苦甘辛鹹五味之藥以治病哉又安可因病家不知診法而不別其脈之虛實而浪投發散之劑因病家不諳醫理不辨

體之强弱而恣用補益之方如此欺人則必名譽掃地而適爲自欺也倘能去僞存誠則仁義悉屬坦途名敎自多樂地無往非正大光明之域卽無往非心廣體胖之時孔子所謂内省不疚夫何憂何懼豈不美哉

陸九芝犀角膏黃辨第一篇書後　張山雷

神昏之由其熱在胃毫無疑義但胃爲受盛之府無性靈之作用何以胃家蘊熱而神爲之昏頤謂心爲神明之主胃中熱盛上熏於心神明爲之不安其所以昏者病誠在心惟所以使之昏者其因在胃耳斯時之心尙是受胃之薰灼而非心之自有蘊熱所以淸泄其胃而心自安昏自醒若葉派之動輒犀角生地牛黃腦麝則心藏本無實熱而反引胃熱以入心且胃中實熱仍無去路而又專泄元氣以耗心神於是胃之閉者愈閉而心之不脫者反脫此葉氏溫熱論吳氏條辨之所以不能起病而適以送命也仲景於神昏諸證悉隸於陽明條下最是醫林正鵠固不容更贅一

辭惟九芝先生所引諸家解胃熱神昏數條則猶多附會未盡可據請申言之熱論所謂陽明爲十二經脈之海其血氣盛故不知人仍是言其然而不能言其所以然渾侖吞棗何以取信至金遺中風篇之邪入於府卽不識人邪入於藏舌卽難言亦是理想無從徵實（金匱之中風以肝風自動之病概作外來之邪是其大誤辨見拙著中風斠詮）趙以德解作胃絡壅閉堵塞神氣出入之竅故不識人則仍是堵塞心竅耳徐忠可解作按住頸間兩人迎脈則氣遏而不識人須知此脈是心房發血管之上行者所以重按之卽氣閉神昏則亦是心病而所謂人迎胃脈云云者猶是中醫舊說之理想不可與言實在之生理運用也又裴兆期謂酒醉者醉胃而不醉心要之卽是胃濁薰心所以心神改變若謂飽食而神昏瞀亂則姑妄言之無是理矣又謂痰塞之人塞胃而不塞心則又非病理之眞胃爲貯痰之器一說雖爲慈谿柯韻伯氏所倡議且以駁斥古人脾爲生痰之源肺爲貯疾之器二語指爲無稽

之談（見陳修園時方妙用礞石滾痰丸下）究竟胃是受盛之府旋受而亦旋消並非積儲之所則又何能貯痰惟肺不清肅則津凝聚卽是痰垢於此可知貯痰之器確在肺藏心居肺中是以肺有痰塞卽壅心竅而神爲之昏則所以使其昏者在乎肺之痰而其所以昏者仍不可不謂之心病乃今皆指爲胃病與心無預均非生理病理之眞相此其立說之似是而非不可不正者頣謂處此開明時代凡論病機皆必精當確切合於生理作用方可與人共喻而不爲明理者所呵凡稍涉乎浮光掠影疑是疑非所謂盡理想之能事而無當於事實者萬不可如塗塗附汚我篇幅然後此道方有精切之發明否則嚮壁虛搆徒授人以攻擊之資料耳此鄙人之所期期以爲不可者也

今邨亮醫事啓源評　無錫周鎭

（首序）不知何許人撰於著者所有箸述論列甚詳並歷舉彼國西醫發軔之始亦

屬繙譯我國自丁氏譯西醫書抉摘微疵敎育家引之專攻西術取締中醫報社於己未有中醫僅五十年之壽命書社友王蘭遠君於錫報見之今見此序結句云云同志聞之應如何發憤惕厲耶國病不治外人乃謀代治廢中之聲浪未已而法國有專譯中醫書者願吾社長擇尤遠贈長吾國脉（解剖）著者明察內景推闡眞理足爲社友參考之資其異同姑不具論僅言三焦著者於文久元年（卽前淸咸豐十一年）已證明有形返觀吾國今日尙有不盡然者學識不齊詬病之原論中於精神之運氣血之行再三致意所謂今探死腸而求其理云云描摹蕃醫刻舟求劍之弊令人一讀一擊節（湏劑）歷陳水銀各方於內服之弊恰如吾人所欲言上海毒門戕伐生命多矣用者愼之（熨法）著者溫散凝寒通暢氣血二句足明熨法之宜治病兼用不無小裨倘風火暑熱痺絡熨之或反加甚（灌水）灌水治病其來已古即今每見熱病危殆鄉嫗以井水雪水灌入口中旋得大汗而愈者此中病理有

酷暑雷雨之應熱者寒之是已有寒痰積水挾氣畜血者妄用則殆(脚湯)脚氣用藥湯滌洗屢效冰冷者可以得汗古人妄禁水洗不知用藥之效助陽氣行經絡痿者可使之起(酒劑)著者引用周禮諸書具徵博雅篇末言其功不掩害具有經驗即今伏熱陰虛火炎者多西藥酒劑每見有變徵刼劑之誡允當(製鍊)著者歸本於抱朴子諸書誠然淮南子作豆腐巴黎且機製焉製鍊爲我國所固有但宜求精耳太倉汪氏薄荷精風行中外莫謂秦無人也(蒙汗)外傷兩科愼用之可以利人惟莨菪曼佗羅烏頭均毒藥業當標明勿輕售非醫以免作孽者殺人(起泡)所引各條俱係舊驗西醫利於速效鈴醫不顧痛苦有相似者篇末所云漢醫則審內傷外感之別而施之蕃醫則槪用不過者寡不但起泡一術也(喞筒)漢法穩妥有較機取爲上者每見機取有元氣隨之而亡者說見醫譚(導尿)漢法各方何等穩便蕃醫用銀絲通溺管有傷生殖器成損者說見醫譚(塗藥)實可佐內服之不及國

醫優爲之有特效者（芥子膏）有寒氣阻窒脘腹痛曾用芥子末葱葉搗敷痛處捷效（嚏藥）著者所引諸才中醫有用者近人有薄荷精研射鼻竅治腦膜炎之方後法勝前在發明之（鼻烟）硫黃及水銀鍾乳治咳今人風熱虛咳正多大忌巴豆藥喉不宜妄施水銀等熏黴毒亦有流弊（箭鍼）水腫外刺取水死者甚多著者所謂屢之則大命從殞蕃醫一概施之戕命不少立言洵有功哉有實事見醫譚（角法）以火入筒合於病處拔取寒濕之毒中土老嫗能爲之但伏熱血沸者非宜（蜮蜞）瘍科用蛭吸毒膿惡血可省刀針之苦洵善法之不可廢者（刺絡）諸法均我國粹唐秦鳴鶴治高宗風眩刺百會腦戸隨即出血愈今人懼其冒險僅治霍亂取委中穴出血瘀行病減餘不敢用淺矣（引痘）著者胎毒係於五藏潛伏有深淺及天定勝人之理亦知言也家君二十歲時方出天痘而牛痘亦有不出者昧者推崇新法僅種一次胎毒不清喉恙惡疫一染不救者比比

以上各評隨筆敷陳無甚深意識者諒之

吳鞠通之章氏棒喝讖語評

恃才氣者好武斷擅詞章者多泛言此篇多駁前人才氣用事也自圓己說詞章用事也其所謂道道其所道非吾所謂道也惟折衷仲祖推戴天翁一則集後漢以前經方之大成一則集本朝以前醫學之大成博古通今師承愜合可謂深得我心所同然矣惜傷寒論詳辨風寒略言溫暑而於濕熱燥火尤語焉而不詳蓋代遠年湮中間不無脫簡後之注家每混六氣於傷寒論中不克條分縷晰余故不揣冒昧作溫病條辨一書粗具三焦六淫之大概規模俾後學知四時雜感病原既異治法不同故拙著上焦篇辨傷寒溫暑疑似之間最詳至於葉氏醫案精詳者多粗疏者少而其書多集於門人之手往往有前無後散金碎玉不能全備非眞有天分功夫者不能讀也若但襲輕穩皮毛妄稱葉派不肯勤求古訓博采衆方則庸而陋矣吳評

草烏

水煎薰洗

按此方去風解毒消腫散結再加黃柏川軍生地以凉之更妙未成者薰洗之

後將藥渣搗塗患處已成者再加豬蹄汁淋洗化腐生肌神效無匹

解毒膏

白芨　三錢　白蘞　三錢　馬前子　一兩（卽番木別）

蜂房　三錢　蛇退　一錢五　山甲　三錢

桑皮　五錢　槐白皮　五錢　桃枝　三十寸

血餘　如鷄子大一團　鮮馬齒莧　五斤（加水切碎煮汁兌入）

共合一處用香油一斤（即芝麻油）炸枯去渣再加投入官粉攪勻熬至滴水成

珠收貯聽用

按此方專治陽症毒瘡兼風兼濕一切重症試用屢驗

天然散

官粉 五錢（煆黃色）如瘡疼加輕粉 三分研細 製乳香 一錢

製沒藥 一錢 如瘡癢加製過之藥線末三分再加入金箔三帖（研細）更妙

按此方乃生肌藥再加煆牡蠣三錢生肌最好

代針膏

生巴豆 一錢（去皮油心） 信石 一錢 雄黃 一錢

共爲末、醋調敷於瘡頭卽破

按此方用於皮薄者瘡口即開或用黃臘捻作麥粒大令其兩頭有光每服三粒黃酒冲服見汗即開瘡口如皮厚如錢者須用鈹針刺開倘瘡未成膿此數法勿用

收功石黃散附增

煆石羔 五錢 煆官粉 三錢 黃柏 五錢

枯凡 一錢 輕粉 五分（另研細）瓦楞子 八錢（煆）

海巴 三錢（煆）

共爲細末濕則乾摻乾則香油調摻凡遇濕瘡不生新皮或潰久浸淫久不收口如法施治收功甚速

車卄散附增

荆芥 一錢五 蔴黃 一錢 車前子 三錢

甘草 一錢

共爲細末每服三錢黃酒冲服見汗卽愈

此方專治潰後感冒風寒起肛無膿或流黃水甚至神昏譫語一劑卽愈凡瘡

初起病輕者服此見汗即消屢驗

四妙湯附增

淨花一兩　當歸三錢　生箭芪三錢

甘草一錢

黃酒引水煎服

腫疼加荊芥　防風　山甲

將潰加皂刺　山甲　白芷　姜蠶　青皮

氣虛者重用生箭芪一兩

血虛者重用當歸　川芎

氣盛者減箭芪加枳實　川軍

血盛者減當歸加紅花蘇木赤芍

痰盛者加蔞皮玉金

大便秘者加朴硝 川軍 黑牽牛

毒盛者加公英 地丁 敗醬草

已潰者加茯苓 薏仁、

疼甚者加製乳香 製沒藥 只實 川軍

熱盛者加人中黃 蘆薈

此方治陽症主方隨症加減效如桴鼓若純陰症中九丸小金丹陽和湯（此二方載於王洪緒外科全生集）按症量投無不如意至於偏陰偏陽變象萬千限於篇幅不能細載俟閱拙著外科新發明自知

結論附增

夫外科症純是氣血凝滯外因六淫之侵襲內因七情之鬱結或陰或陽或半陰半

陽部位異名目多變象萬端而其前後療法不外消托潰斂四法而已初起宜用消法陽症汗解陰症回陽如日久毒已錮結勢不能消則宜早用托法陽症清熱消毒陰症溫經散結總以調和氣血將毒托出爲要倘凝結不開勢在必潰則以潰法療之陽症開結破瘀疏通經絡以催膿陰症則滋養氣血行鬱以消毒既潰之後腐肉已去及早扶正以生肌宜講斂法陽症則雙補氣血兼滲濕而微清其熱陰症則溫暖腠裏養氣血而滋肝腎至於半陰半陽症之前後治法宜清則清宜補則補法脈繁多相勢施治照依卷內各方或稍爲加減或兩方合用神而明之萬勿拘執總以審其病原因何事而病按其來歷用藥定無不效業是科者誠能按此綱法相時施治雖外科名目繁多守定純陽純陰及陰陽夾雜三大法門按經絡究來歷辨認旣確效如桴鼓又何必沾沾於部位名稱而舍近求遠哉

▲附圖

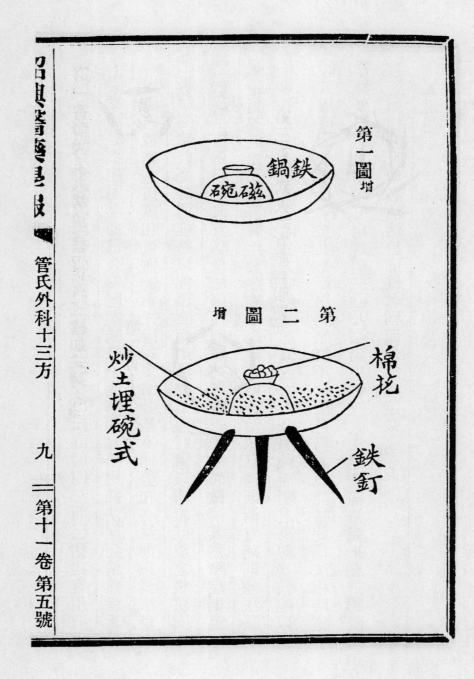

第一圖 增

第二圖 增

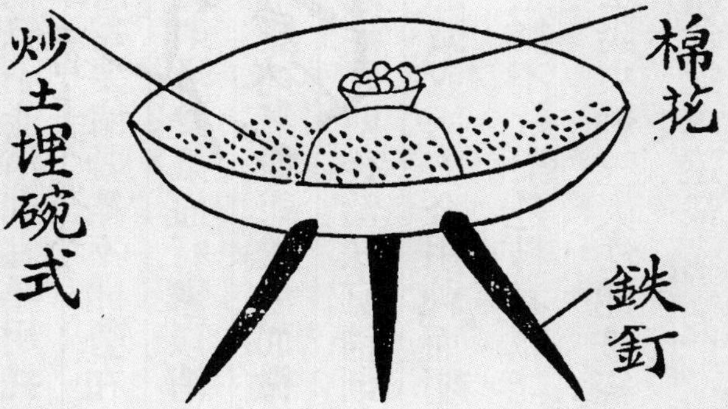

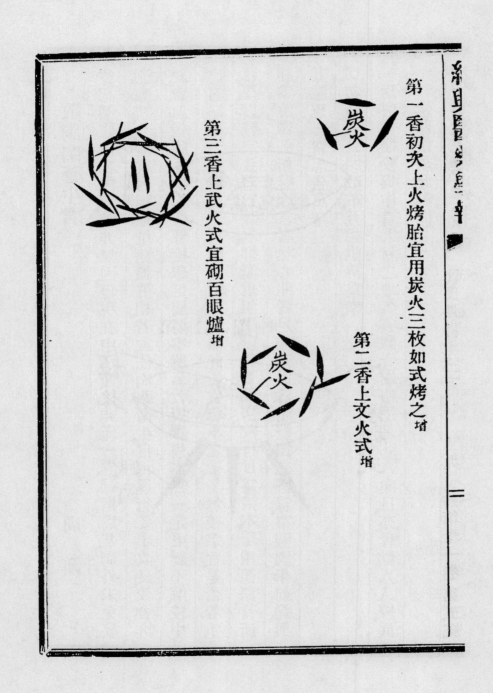

第一香初次上火烤胎宜用炭火三枚如式烤之增

第二香上文火式增

第三香上武火式宜砌百眼爐增

敬詢閱蒼生君

周鎮

尊記某醫校之內容、諒非無因、但現在申江醫校非僅一處、懸指爲某局外未免妄測、應請　直言名稱地址、藉識眞相、若食住均關衛生、自可逕行要求改良、校舍非總會、麻雀牌九導人入邪、檢舉更屬要事、所云教授課程本無一定、更屬不解、校中應有講義、若惟教員之喜歡爲取舍、恐無此便宜行事之權、　尊校宗旨、是否着重舊學、以醫宗金鑑爲課本、抑偏重西學、以教育部醫校科目爲張本、兼用德語、務祈詳爲解釋、剖析疑團、言者熱心、聞者足誡、亦促當局整頓之盛意、事關國學前途、與其隱忍、毋甯忠告、萬望

切勿靳言、公開改革、互相維持爲幸、

附白　醫校爲作育人材之地、各省師資端賴乎是、鄙人向日、亦曾勸人入校、冀常關懷、故此動問、

答張相臣書

鹽山張錫純

相臣仁兄雅鑒深承　厚意贈書二種弟細閱冉雪鋒之鼠疫問題解决甚爲透徹論其毒發源於腎其究歸於肺燥雖有陽燥陰燥之舛而其爲肺燥則同故治法可以殊途而同歸誠爲見道之言至引證內經又頗見用盡苦心爲世說法蓋觀寒熱篇一歲二歲三歲之文原是論瘰癧已久致發寒熱者然瘰癧之毒發於腎可名爲鼠瘻疫之毒發於腎即可名爲鼠疫其理原相通也弟近在奉天治中國銀行施蘭蓀浙江人病鼠疫肢冷脈沉細而遲舌無苔而舌皮乾亮如鏡其精神時明時憒恒作譫語弟知其熱鬱在中兼下焦眞陰不能上達也投以拙著衷中參西錄中白虎加人參以山藥代粳米湯更以玄參易知母（玄參不但補腎其中心白而且空實爲肺藥其味甘勝於苦又兼宜胃）一劑手溫脈有起象又服一劑而愈及觀雪鋒所論鼠疫謂燥雖屬熱而實爲水火不交之氣其脈恒見微弱燥愈甚則脈愈隱甚

而造乎其極則完全滯塞成敗血性普通以毒透之後其脉乃見洪數間有初起脈見洪數者仍係毒輕易於透達云云實與弟所治之證甚符合也楚國有才不信然乎至　兄之臂病脫然全愈誠爲可喜約亦多賴善於調養之力未必盡是服弟方之力將欲登報鳴謝足徵厚意然在至契交誼原可無庸也而必欲傳其方弟亦不敢相阻至　令弟心常發熱誠爲勞心太過內經脈要精微論曰頭者精明之府靈蘭秘典曰心者君主之官神明出焉精明卽神明也頭卽腦之外廓也由是觀之人之神明藏於腦而發出在心夫神明屬陽陽者主熱爲神明藏於腦故腦不畏寒爲神明之用由心發出故過勞其心者其心必發熱此定例也內經謂熱淫於內治以鹹寒當取心經對宮之藥鹹而且寒者爲主朴硝是也又當取壯水之源以制陽光者爲佐玄參生地黃是也然此等藥若久服之恐於胃之消化力有礙故又宜用白朮甘草(甘草不可止用一錢)以輔弼之也至藥劑之輕重與病咸或更宜加他藥

又賴兄自斟酌盡善也弟在奉曾治財政廳科員于允恭夫人年五十許五心發熱脈洪滑而實知其心有實熱兼熱痰充溢也自言從前屢次服藥病不輕減俾用朴硝甘草末各等分煉蜜爲丸三錢重早晚各服一丸二十餘日全愈至今二年未嘗反覆馥亭之證大約類此故亦可用此等藥治愈然爲丸劑優於湯劑以欲轉移臟腑之氣化原非旦夕之事作丸劑徐徐服之自能潛移默化耳

致裘吉生函

張頤

吉生社長先生有道大鑒(上略)拙評吳鞠通頗嫌其先心包而後胃實未免先後倒置究竟吳氏未嘗不知有陽明之病惜乎承氣而兼增液縛賁育之手而使臨大敵適以僨事而有餘此外則條辨中儘多名論頤筆端自知太刻一概抹煞亦是吾過奈今之鄉曲俗醫自命葉派者多但能學其犀黃至寶安宮紫雪實是大錯正本窮源不得不歸咎於鞠通捧葉實爲始作之俑葉子雨先生之論已於醫報中窺見

一班既爲此書加評則辨別瑕瑜必能護佳苗而拔稂莠其稿今爲鄴架收藏尚冀
早日刊行示學子以正式大路於此道則大放光明於病人則生死肉骨吾　公之
功不在禹下拭目俟之　承詢拙編中風斠詮荷蒙不棄對非欲爲印行問世尤爲
感紉惟是稿雖已粗就前年襄理上海神州醫校教務曾在校中排印作爲講授之
一過後自閱尚覺多未妥愜去歲重訂删改又十之三纔於去蠟繕正第一卷其二
三兩卷猶未錄清初擬趕即繕成在滬付之鉛印成本工資尚似輕而易舉不意今
正有蘭江之遊而到此後爲課程編纂所纏竟未踵事校錄又以蘭江無鉛印處故
雖携行篋已來之高閣留待少緩　閣下熱心那不感佩容俟後兩卷錄成正本奉
塵　淸鑒幷求　指政如果以爲可行不致爲貴社玷則再請付㭍民亦所願也草
此上復幷附呈近稿數則上博大雅一粲（稿中有吳興吳慶時一篇此人年方踰
冠頤前者在黃牆醫校兼爲函授時承渠問字至今遂爲知己學問極博而亦平易

近人可造才也）至何廉臣刻二種各兩部并盼即寄爲禱　又舒溪外候一部已爲友取去并乞再寄一部代價容即并滙不誤此上　撰安

寄袁桂生君函　　周　鎮

桂生先生賜鑒接奉

復書藉悉

令先尊大人已於去冬仙逝殊深悼悵曩讀

尊著述及素有肺病且應酬勞勩猶能支持十數年之久度亦國學從根本圖維之益儻以新法處治恐尙無此悠悠久遠思至此亦足以告慰矣不佞妄測

令先尊遺著如治案醫話等必有存錄明達如　公想已釐定不日付刊壽世較之世俗壽親之舉其務實不可以道里計前者　令昆樹珊君亦曾刻其先人遺書後先同軌跂望之至設使存錄不多亦可併入　尊著之中古人先例甚多芻蕘之見

聯備 采擇如果出版早日示及以便購閱專此敬詢卽頌數祺

致周小農君函 劉峻

小農先生閣下本月十二日接到郵局交來本經疏證十二册紹興醫學報書目共十二册次日又接紹興寄來星刊一份至書內附來尊札均經拜悉前答諸藥係率爾動筆未經查攷明確不意吾丈竟飭該報刊行使弟有續貂着糞之慚矣 代墊洋銀七角五分茲購寄上一分郵票七十五枚到請 查收并代敝友劉澤民致謝至何克諫原著有食物本草一書十年前見坊間木刻尚好昨往購之已無現寄呈之生草藥性備要二本二十年前即見坊間行售惟筆法極劣所列名目大半係粵省方言微特外省人閱之不明卽本省之潮瓊兩府及客籍人多半不懂方言不統一之礙有如此弟自問通數省語言而對於此事尚煞費躊躇也茲照原件附上其中間有附以已見批列書端祈

勿哂而教之山西省醫會事自接　尊函及剪寄之稿後因敝友吳君潔已現署山西平遙縣知事當即函詢十日後得復據云該省窮瘠荒旱絕有明瞭中西之人雖有外國醫院而都人多不崇信閻督軍雖設研究所各招府縣人往學二年畢業後即行操刀殺人粵人在彼政學兩界住眷有病寧可回粵療治不欲延彼地之醫至敝友則以自帶廣東之李衆勝書藥丸爲自療之具所云如此醫風可知矣　來函詢問粵漢路股去年曾否派息等語此事言之髮指蓋粵路腐敗久已不理人口自開辦至今未曾正式派息僅係於交第三期股銀時加息少許轉換所謂正式股票弟自五六年前換得正式股票後票低日甚弟經已半價售去今日市上粵路股票約價毫洋一元一股且聞無人過問去年總理溫良彝附逆在逃岑春煊又濫提公司欵項不少協理劉煥日事舞弊連日以來股東正大肆攻擊罵至劉煥體無完膚報章登載不絕此粵路近日情形奉勸　先生如若附有大股亦須吃虧早賣若係

小股則作爲捐助善費修橋補路了之可也言之憤極總之粵省必弄成不毛之地然後一班偉人政客官吏紳商方纔罷手前　函云貴省西醫充斥敝處亦然至云治病直捷速效則未見的確刻下孫大總裁到粵後設衛生局中西醫生均須赴局領照始能行世照費十圓此亦生財之路中醫備藥一節想難卽刻辦到因不合社會心理也弟在安南性最畏熱又不習地方土語該土藥物頗多如柴胡荊芥之類均有特氣味薄劣係肉桂稍有可取茄楠香亦有龍涎狗寶二項則未之聞以該地亦尙法國之西醫診治也富戶非延西醫療疾不足以彰其闊甘死其手不悔悟也彼邦人士實驗上雖有獨到之處然不明氣化祇恃蠻割蠻浸未見其可也　高明以爲如何手復嗚謝敬頌

道安

周鎭

致裘吉生君函

吉生先生大鑒二十九號寄上古書流通書目內函郵票四分因三月二十七日六十三號星期增刊遺失補買一份餘郵二分俟廣東藥登出順便再介紹劉筱榮拙贈一期粵人苦戰禍遠出鍋口劉君妄想山西既無個人姓氏通函何從談起已說明矣惟

尊示山西中醫改進研究會按期贈送報刊未荷一復殊深詫異該會己未秋來信有遠承介紹卽當直接購定之語

尊處何以有不待其來定報而寄贈之例此例却未預聞該會既無一復依然寄報恐機關已停如此定寄大乖營業主義損失難收將若之何譬如商務印書館寄贈無錫圖書館各項雜誌已經數年該館彙刊說明誌感理應將此信登入

貴報通訊咸使聞知敝處介紹之戶有向不認識者然亦明知他人或不深信故前曾預先關照如無貲定報應遂卽截止寄報不特此也歐洲西醫繙譯中醫本草綱

目傷寒卒病論故主張捐書然宜量而後入祖籍西醫必不然也故南通醫校前曾
索書未敢妄應未知
尊處亦曾寄贈否空費金錢盡此捐書義務胡爲乎此請
惠鑒並頌
春祉

致黟縣王蘭遠君函　胡天中

蘭翁道長先生史席竊僕僻處山陬殊愧見聞孤陋性情迂腐自爲醫乃生人之術
既已厠身此界當存胞與之心是以偶有論調每欲貢諸同志藉證是非冀叨
教益捧讀
尊書獎譽過情足徵
大雅之謙光益增僕之顏汗

先生博通今古學貫中西僕屢於增刊中得讀
大著不勝欽佩倘蒙推念鄉誼而時賜箴言開我茅塞則甚幸矣承詢吾徽前哲所著述書坊中有流行賣品幾種徽郡交通不便風氣閉塞所有賣品無非汪昂之湯頭括及程鍾齡之醫學心悟等此盡人皆知而不足爲先生告者也僕所知者尚有許豫和號宣治之怡堂散記程囦文號觀泉之醫述醫案（此二大部計十八卷）此前清明手刊行於嘉道年間板燬於洪楊之亂至今無人重刻二公皆歙人又杏圃老人周鏡玉醫案未見刻本惟有抄集學問淵深議論精卓因勝朝鼎革隱於醫林者也績邑人見徽州府志又程汀茵臨引經證醫四卷清光緒朝板刊於松江府績邑人士也僕稟資愚昧所曾目覩者僅此四種想　先生稽古功深當已早瀏覽及之矣因蒙下問聊舉以對耑此敬復即請

鈞　安

中華全國醫藥衛生協會會員錄(四)

田毓珍字聘卿年五十四歲奉天人父母晚年生我家道艱窘空懷孝心奉養乏資幸受業於同里李逢春夫子嵩重傷寒善能針灸蒙先生口授心傳始有所得不過借此以盡人子之道暫爲養生送死之計耳光緒甲午避日亂移居開邑仍以濟世爲懷行術廿餘載授徒十餘人宣統三年何師派爲奉天紅十字會募捐員民國二年入中西醫學研究會關東分會爲會員然平生好習山水問道於楚北何玉册夫子數十餘載一切天星盤式無不瞭於執掌矣如斯朝夕承歡於堂前以娛親心俱享高壽不病而終至此於人道無憾而醫道一節又恐於世無濟矣再三思索全球以內必有超乎其上者民國己未有事赴奉聞友人談及有衷中參西錄一書古今未有之奇編也乃大東關立達醫院院長張壽甫所著因前往拜謁其晤面之初也果道高品高一見如故情意洽合從此常常領教遂結成心交也庚申春引導閱紹

興醫報復介紹入中華全國醫藥衛生協會爲會員現在開原驛設立貞元堂藥店開幕之際蒙何玉册夫子賜慶賀祝詞以爲鼓厲人才其詞曰忠孝事大夙本家傳持已甚善待人更賢門開方便澤沛周全佛心濟世妙手回天蒼生赤子舉目皆然拯其疾苦救其危顚富者體恤貧者垂憐以儒爲業以醫結緣參贊造化作育無邊三千功滿可謂神仙又鍾述韓先生祝云抱定安懷濟世心不爲將相隱山林風光直與羲皇近涵養頗形道德深痛癢相關調玉液慈祥持念度金針先生是我眞師範趨步漫教鶴去尋

朱寶鋆字貢三號竹蓀現年二十五歲江蘇吳縣人溯先祖竹安公少時受業於蘇州程南臺先生門下後不幸而逢髮難難平之後旋卽懸壺於蘇州之車坊鎮診治病者三十載之中頗奏效績年方六十有一罹足疾而逝世幸　家嚴懸壺應診已經數載故能繼承先業後應友人之招遷寓蘇州鄉舟甪鎮迄今已有二十一載而

敝地臨症者尙堪得心應手但後學天質魯鈍學識淺陋加以僻處鄉隅見聞鮮少濫竽醫林實覺慚愧奈因　嚴命不敢有違自十九歲時在　家嚴案頭侍診後見上海丁甘仁先生所創辦之中醫專門學校章程翻閱其中非常羡慕故即報名入函授科內函授歷時一載于戊午暑假遂即到校肄業插入預科第四學期（校中第二本學生成績第一學期朱保鍪四寶字誤刊一保字）至寒假期居然預科畢業翌年本擬繼續到校循例升入正科實因該校內容與章程所言均屬背謬今年第一號　貴月報中所刊之閱蒼生君稿實爲是校寫照故後學於已未春無門可投仍在　家嚴處侍診入夏迫於　嚴命懸牌應診轉瞬之間倏已春風再度淸夜捫心毫無寸進惶恐萬分緣爲現在實無完備之醫校醫院及講習所故只得株守家園略攻一二醫籍

陸聯生字振國年五十九歲係浙江餘姚縣人幼時受業於同邑內科醫士許立道

夫子至十二歲兼授內經難經傷寒金匱等書旋又受業於同邑內科　張醉石夫子始提筆爲文休業後遂篤嗜醫理遇精通醫理者輙互相研究　前清光緒二十六年春於邑之甚蕩平橋鎭開設藥鋪以研究藥性起見又懸牌內外科於本鎭三十二年閏四月信奉耶穌教長老會周巷教堂受洗禮於樓呈祥牧師　宣統三年六月間地方自治興起被舉爲雲潭鄉贊助員旋舉爲議員　民國元年春本堂衆教士復舉爲長老　六年九月遷居於鄰鎭周巷懸牌內外科非敢以是博利也藉以從我所好耳

張錫純字壽甫號壽民直隸鹽山城北張邊務人咸豐十年庚申生天津府學生員曾充本縣香魚書院算學教習後又充直隸衛隊旂軍醫生今在奉天充奉天萬國同盟紅十字會正會員奉天立達醫院院長曾著有衷中參西錄版已三再風行一時

第六大增刊凡例

一　從前各大雜誌加出增刊內容往往與原雜誌無所關係本刊雖仿各大雜誌例然所收皆爲本報未完之稿銜接而下及本報已完而編列目錄與面頁俾閱本報者可以連報拆訂另成單行專書

一　本刊自第一期至本期所接續之本報爲四十五期至一百零四期可以拆訂成本之書已有六十種報中尚有未完之件待第七大增刊再行續接

一　四十五期至一百零四期本報及一期至本期本刊全購所費之價計算拆訂成本專書每種不過一角餘其中有二百數十頁之厚本亦勻扯此價各種雜誌無此廉價可知本社不同謀利之出版物也

一　本刊發行得以使閱本報者將報閱後可不廢棄故已購各期本報者從速補購本刊可以拆訂成本未購各期本報者可卽同本刊併購以較另購單種爲便宜且單種或有未全者購此則成完璧之叢書也

大增刊第七目錄

書已出版每部定價洋五角外埠加郵力五分

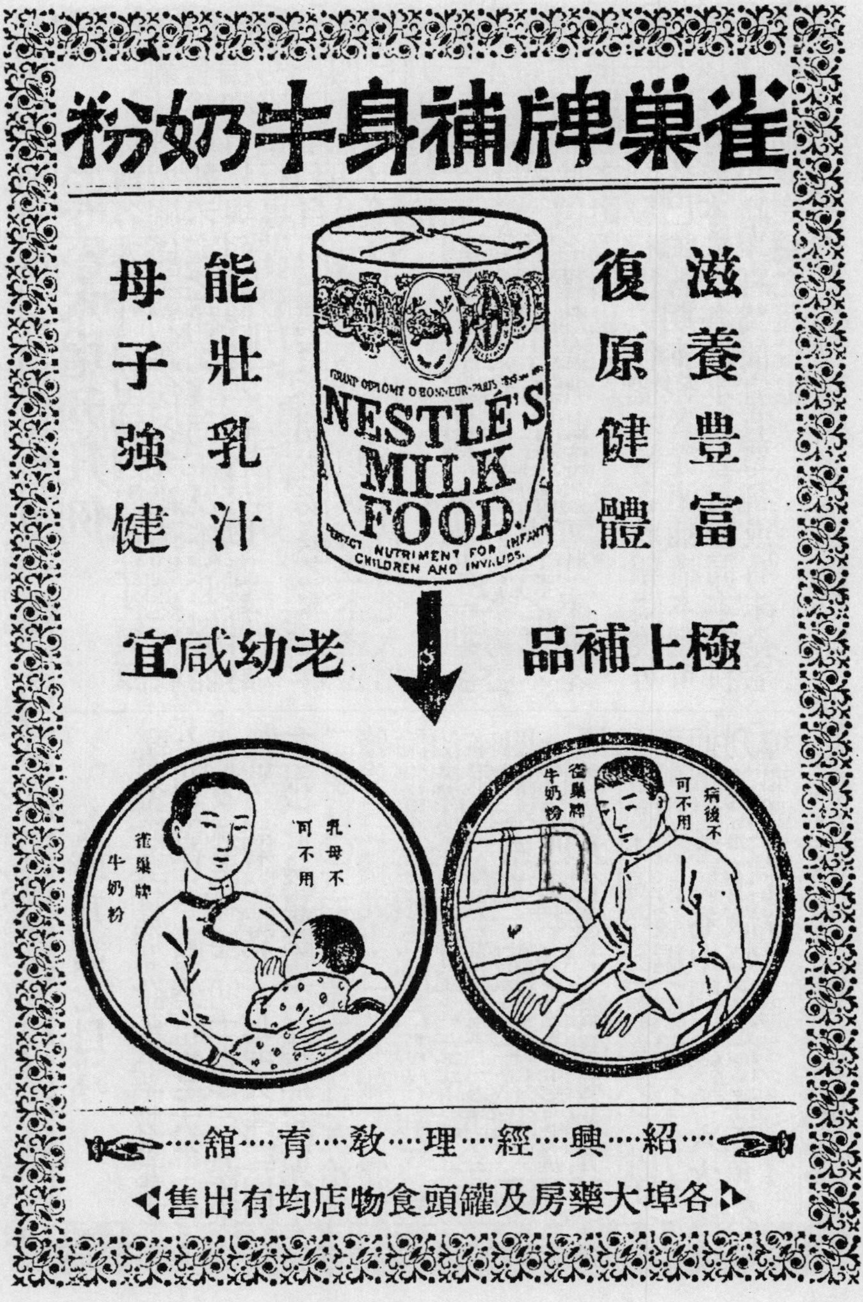
雀巢牌補身牛奶粉
滋養豐富
復原健體
能壯乳汁
母子強健
NESTLÉ'S
MILK
FOOD.
PERFECT NUTRIMENT FOR INFANTS
CHILDREN AND INVALIDS.
極上補品
老幼咸宜
乳母不可不用
雀巢牌牛奶粉
病後不可不用
雀巢牌牛奶粉
紹興經理教育館
各埠大藥房及罐頭食物店均有出售

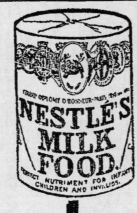

新到代售書

中華民國十年五月二十日出版

紹興醫藥學報第十一卷第五號

（原一百二十一期）

歡迎轉載

編輯者 紹興裘慶元吉生

發行者 紹興醫藥學報社

印刷者 紹興印刷局

分售處 各省各書坊

紹興醫藥學報

報價表

新報	全年	半年	一月	
册數	十二册	六册	一册	
定價	一元二	六角半	一角二	代派或一人獨定十份者八折五十份七折郵票抵洋九扣算空函不復
舊報	一至十三期	十四至十七期	十八至四十四期	四十五至百十六期
定價	五角	三角	八角	每期一角
郵費	中國	日本台灣	南洋各埠	
	加一成	加二成	加三成	

廣告價表

等第	地位	一期	六期	十二期
特等	底面全頁	十元	五十四元	一百元
上等	正文前全頁	八元	四十三元	八十元
普通	正文後全頁	六元	三十二元	六十元
注意	所稱全頁卽中國式之一單面外國式之一配奇如登半頁照表減半算			

大增刊第七已出版每册實洋五角外埠郵寄加帶力五分

新印書目

本社出版書籍又有所增故特新印書目任人索閱本地面取外埠函索均郎照奉不取分文

特約經理處

本社在各省發行書報藥品新訂特約經理處如下

奉天省城章福記書莊　餘姚北城內圖書公司
直隸滄縣春和堂藥店　杭州下皮市巷外瘍病院
福州南台同仁藥公司　奉天城中關東印書館

凡惠顧諸君在以上各處購買書報藥品與本社一律

（他處容續登）　紹興醫藥學報社啓

中華民國郵政局特准掛號認爲新聞紙類

紹興醫藥學報

第十一卷第六號

紹興醫藥學報

第十一卷六號

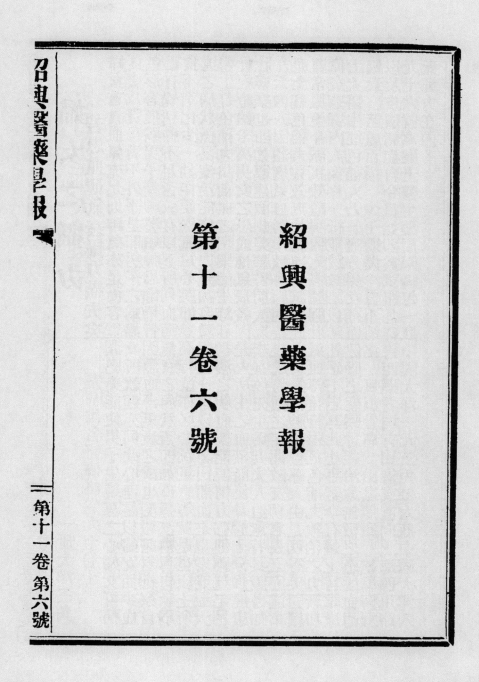

婦女之攝力

若患血薄氣衰攝力盡失矣

婦女首貴血氣充足則神氣亦足面容豐潤肥美能使男子生羨慕之心婦女可稱良妻爲賢母者不外乎是卽男子之爲婦女所歡迎亦同此心理是以婦女面少血色形容瘦弱男子精神萎頓神思懶倦皆因患血薄氣衰之故也閱報諸君細察自己有覺精神不足否或有以下所列血薄氣衰之病狀否卽如口唇淡白胃口軟弱食不消化少一動作便覺氣短心跳卽登高行遠亦必心跳氣急等狀是也以上所述之病狀極易療治能使精力充盈身體強健一言以蔽之曰補血是也韋廉士大醫生紅色補丸爲補血之聖藥能生鮮紅稠濃之新血彼能使精力強健神氣充足曾經療治千萬男女之患血薄氣衰者因是丸所生之血液能使身體十分強健康壯喜樂也卽如福建福州美華書局大寫李有焯先生爲其夫人治愈特具證書如左云內人因體虛氣血虧損致身軀困倦幾成撈損之症聞敝友柳君畏三備述韋廉士紅色補丸靈效無比請內人試服此丸果見精神煥發鄙人由是函寄美國續買常服至今誠實效驗現內人身體強壯氣血轉佳皆由紅色補丸救治之力厥功偉矣茲寄內人像片一紙並跋數語以誌銘感不忘耳此上惠鑒李有焯上言　韋廉士大醫生紅色補丸乃是無分男女補血健腦之聖藥曾經治愈無數之患　血薄氣衰　諸虛百損　少年斲傷　胃不消化　瘋濕骨痛　山嵐瘴癘　乾濕癬癩以及皮膚諸症自今日始卽爲試服凡經售西藥者均有出售或直向上海四川路九十六號韋廉士醫生藥局函購每一瓶中國大洋一元五角每六瓶中國大洋八元郵力在內

紹興縣西橋南首和濟藥局發行常備要藥及書目

消暑七液丹每方三分四　立消痱子粉每袋二分　滲濕四苓丹每方二分

萬應午時茶每方一分　查麯平胃散每方分六　痧氣開關散每瓶五分

急救雷公散每瓶一角　霍亂定中酒每瓶一角　回陽救急丹每兩二角

急痧眞寶丹每瓶一角　瘧疾五神丹每瓶一角　痢疾萬應散每服四分

喉症保命藥庫每具一元　沉香百消麯每方分四　樟腦精酒每瓶二角

葉氏神犀丹每顆三角　太乙紫金丹每顆二角四　飛龍奪命丹每瓶一角三分六

開閉煉雄丹每兩八角　立效止痛丸每瓶三角　厥症返魂丹每粒二角四

萬應保赤散每服四分　金箔鎭心丹每瓶三角　肝胃氣痛丸每瓶二角

鴉片癮戒除法二册三角　增訂醫醫病書二册五角　痰症膏丸說明一册一角

規定藥品商榷上册三角　喉痧證治要略一册六分　瘟痧證治要略一册三角

臨證醫案筆記六册一元二　先醒齋廣筆記四册一元　愼齋醫書二册近刊

秋瘟證治要略一册一角　幼幼集成六册二角　潛齋醫學叢書二元五角

張山雷中醫函授學社廣告

鄙人編輯醫學於今八年承同志不棄
許爲自有心得集古今之精蘊以實驗
爲發明洗盡糢糊疑似之弊去年來蘭
主任公立中醫專校課程分生理學診
察學病理學藥物學藥劑學診斷學六
大綱握內外女幼四科之全不以內外
分科自落小家伎倆近以索稿者多爰
於本校附設中醫函授學社各科講義
用毛邊佳紙大本印行簡章如左　科
目　六大綱悉同本校　畢業　三學
年六學期　試驗　學期試驗　畢業
試驗　質問　函問疑義隨時詳答
學費　每學期八元郵滙可達講義郵
費不加郵票代銀通例九五　始業
本年夏曆七月　通信處　浙江蘭溪
縣北門外公立中醫專門學校

張山雷印行醫學叢書月刊廣告

鄙人纂輯醫學各種歷時漸久成就日
多近主任蘭江醫校辱承舊雨訊問
愧無以報自思拙稿不少一時付印力
亦未逮且必須一手校勘又趁暇暑而
聽其束置破簏心所不甘爰議印行月
刊用中國毛邊紙大本精印庶幾可觀
月出兩冊每冊必在百頁以外約四五
種按期聯續誓不間斷藉以就正有道
希圖教益惟工料日昂定零售每一冊
收銀四角全年以廿四冊爲則預定全
年收銀八元預定半年四元四角（各
種書目詳七十三期星刊）
通信處浙省蘭溪公立中醫專校
（附則）蘭邑郵滙已通如用郵票
九五通例若要掛號寄書先備郵
費

第六大增刊凡例

一從前各大雜誌加出增刊內容往往與原雜誌無所關係本刊雖仿各大雜誌例然所收皆爲本報未完之稿銜接而下及本報已完而編列目錄與面頁俾閱本報者可以連報拆訂另成單行專書

一本刊自第一期至本期所接續之本報爲四十五期至一百零四期本期可以拆訂成本之書已有六十種報中尚有未完之件待第七大增刊再行續接

一四十五期至一百零四期本報及一期至本期本刊全購所費之價計算拆訂成本專書每種不過一角餘其中有二百數十頁之厚本亦勻扯此價各種雜誌無此廉價可知本社不同謀利之出版物也

一本刊發行得以使閱本報者將報閱後可不廢棄故已購各期本報者從速補購本刊可以拆訂成本未購各期本報者可卽同本刊併購以較另購單種爲便宜且單種或有未全者購此則成完璧之叢書也

大增刊第七目錄

醫藥雜著六集（輯九十二至九十七期本報）
醫藥問答三集（輯九十二至百〇三期本報）
醫藥雜著七集（輯九十九至百〇二期本報）
醫藥論文五集（輯九十二至百〇三期本報）
社友治驗錄卷二（續九十三期本報）
霍亂論摘要全（續九十三期本報）
證治叢談全（輯九十二至九十六期本報）
醫學嚶求錄（續一百〇四期本報）
醫藥雜著八集（繼一百〇四期本報）
世界歷代名醫傳略卷九至卷十（續第六大增刊）
通俗婦科學卷三（續第六大增刊）
藥艸與毒艸後編（續第六大增刊）
通俗傷寒論卷中四（續第六大增刊）

書已出版每部定價洋五角外埠加郵力五分

紹興醫藥學報第十一卷第六號（原一百廿二期）目次

論文

徵求保嬰驗方廣告

嬰孩初生諸病以臍風最為惡候夭殤其中者不可縷計甫離母腹卽遭慘斃輾轉悲號飲恨夜臺之下此豈投生時所及料哉昔哲間有記載類皆東鱗西爪言論各異向無專書可考深以為憾爰於前年函登衛生公報徵求時賢研究俯賜驗方編成專書荏苒數年未嘗夙願係因來稿寥寥且有成書所載平泛方藥用是特登紹報廣告伏乞

海內諸有道慈懷濟世不吝枕秘以惠赤子同登壽域是則鄙人馨香禱祝也謹訂簡章尚希　慈鑒

(一)範圍　以中藥療治嬰孩百二日內諸病及預防法為限其證案論說並草藥療法均所歡迎惟草藥須採寄新鮮標本連根帶葉詳細說明性質及名稱確著成效者以便繪圖（西藥治法不合鄉隅請勿投稿）

(二)披露　收到後當次第刊登紹醫報星刊藉徵研究合與不合恕不裁復

(三)酬贈　本書一經選錄出版後按名郵贈一部如有特效驗方及預防法診斷法見惠者另酬相當贈品以答高誼

(四)截止　以本書付印日為截止期另行通告

(五)郵遞　來稿請郵寄浙江蘭谿縣城方肇元收無不投到務請詳註通訊住址以便本書出版郵贈

用藥如用兵論

諸暨何志仁

兵法無常運用亦異或擊或襲或征或伐或剿或攻或駐防或綏撫隨機應變因敵制宜良將之用兵然良醫之用藥亦然夫七情擾亂則征之使平五行犯順則伐之使服六淫寇邊蠶食皮毛命麻桂以擊破之關防失守鼠竄三焦遣柴葛以駐防之即或擊之無功防之不密賊勢猖獗深入內地表裡三焦充斥肆虐大柴胡之內外合剿是妙算也抑或斬關直入盤據中州大局阽危四海鼎沸大承氣之攻其巢穴不容緩矣且也假寒假熱病情狡猾從治之方即綏撫之方也不特此焉或用辛熱火攻而建赤壁之勳或用苦寒水戰而灌晉陽之城或假道於虞而爲隔三隔二之治或近交遠攻而爲上取下取之計或因莒與即墨不下齊地終爲齊有而出舍標治本之謀君臣佐使專其號令辛甘苦酸嚴其節制因虛因實知己知彼以此用兵百戰百勝以此用藥屢試屢驗彼不知兵者懷宋襄之仁行陳餘之智治皮毛而修

藩籬固腠理而堅門戶不清凈府何以除君側之惡否則外寇紛紛招入卒至心主宮城戎馬充斥臟腑內外干戈擾攘愴惶而出背城借一之下着雖孫吳吾知其晚矣

草木治病論　前人

或有問於余曰西醫治病咸云以肉補肉以血補血我國醫士獨何不然而拘拘乞靈於無情之草木爲乎余應之曰以肉補肉以血補血同類相求之理中醫非不知之但施之養弱則優用之除病則不可也然人之疾病既成營衛既亂舍藥石而用以血補血以肉補肉是不異以粱肉而療病奚啻宋人之揠苗乎夫人動物也草木植物也動物吐炭氣而納養氣植物吐養氣而納炭氣二者狼狽相將呼吸生命係之人當染病之際炭不出而養不納非求以草木之清養宣人者其誰求乎故神農察四時山川水土之宜考五金八石之性嘗水陸草木之味定其有毒無毒寒熱溫

平補瀉緩急以除民病人不幸而有疾孰無藥以治之苟能對症服藥則疾無不祛矣其人唯唯而退

治病必求其本論

前人

嵗聞求木之長者必固其根本欲流之遠者必浚其泉源思病之除者必究其由來苟非察其本而濟其末欲望其疾之瘳吾恐有不可得者也列子曰聖人不察存亡而察其所以然淮南子曰所以貴扁鵲者知病之所從生也孔子曰其本亂而末治者否矣由此言之則醫者尤所當切察得其本無餘義矣然本之一字合之則一分之則無窮也夫天下事有常有變有象常者變之本象者變之徵也是故揚湯去沸不如釜底抽薪欲治其變之象當治其常至變之本然則邪以正爲本欲祛其邪先顧其正血以氣爲本氣行則血行氣滯則血凝死以生爲本欲救其死首要使生病從何臟而起當用何藥而祛苟能知病之由諳藥對症則疾無不瘳矣王應震

曰見痰休治痰見血休治血無汗不發汗有熱莫攻熱喘生無耗氣精遺弗澀泄斯言也即是求本之謂也

【附】后京賞清和之震男年方二八於壬子新月六日忽覺腹脹及望身腫踰月日見沉重至二月十四日迎余診之余曰據症本屬脾虛水脹法當益脾導水今辨左關弦硬腫及頭面高巔之上惟風可到左關弦硬乃是木盛且年值壬子客運木實時値清明客氣木旺主氣春本屬木風木有此之盛乙肝得助而力侮脾土土不勝其尅無能制水水不受制遂泛溢而爲腫爲脹矣故曰腎氣實則脹若不去風平木安能起土制水余用二活防風祛周身之風白芷升麻祛頭面之風柴胡平肝胆麻黄開腠理一方二劑而腫已退轉去麻黄柴胡加入豬苓大腹又服二劑腫脹盡消斯症治不救本安得有此之速也

（此病取效之速故余錄記於册）

社友文存

醫藥學報同人撰
紹興裘吉生編輯

醫學衷中參西錄三期版序

青縣張樹筠

昔范文正爲秀才時卽以天下爲己任嘗云不爲良相當爲良醫誠以良醫濟世活人之功不僅在於一時又可垂於後世其功較良相爲尤弘也鹽山張壽甫先生少遊泮水因兩試秋闈不第慨然舍去舉子業以醫術濟世筠與先生所居僅距百餘里因皆久客在外從前竟不相知庚申春在鄂偶於友人案頭見先生所著衷中參西錄粗閱一過不覺欣喜異常夫當此中國多事之秋西學東漸世多厭故喜新吾中華醫學幾無立足之地先生獨能成此名著以作中流砥柱豈偶然哉蓋吾中華

醫學傳自農軒經文深奧殊難研究至西人以剖解驗臟腑以化學製藥品形迹顯露易學故人爭趨之而先生則本源農軒遇經文深奧之處恒能闡發盡致獨啓神悟又復博採兼收參用西法以補中法所未備如大氣下陷證最爲緊要內經發其端倪因後人不識經旨故方書絕少發明先生獨立論數千言闡發盡奧又如霍亂爲千古難治之證先生獨融會中西之說立方治療百試百效證以各處之來函公報之顯登尤確有憑據且西人剖解之學可謂精矣先生更本丹經之理推衍人身氣化精奧無窮以補其剖解所不逮是以衷中參西錄中先生所擬諸方恒貫通醫學化學哲學爲一致及一切諸難治之證又皆擬有專方投之必效即他人按方用之亦莫不效方後所載諸案昭昭可考也舍弟獝蒲與其公子春生善時談醫學甚契筠因得介紹與先生通函且致書紹興裘君吉生託其備衷中參西錄一部將書中名論良方時登報章以廣流傳先生又將其三期稿中新添之方與論寄紹登報

而南方諸大雅因此知先生問病質疑者無虛日先生深喜道之得行曾致書於筠曰余得與南方諸名醫雁魚往來共研醫學皆兄之力也因三期版書告成囑筠作序筠不學無文原不足表彰先生之書而特卽管見所及者略書數行於編首云

退思廬醫書四種合刻序

嚴修

余於醫學未嘗問津而所持之見凡數變年二十時侍先大夫疾歷時七閱月更南北醫數十人言人人殊無所適從則深以不知醫爲恨謂醫之爲理賾也先大夫既不起前此諸醫互相歸咎咎卒無所歸歸之命運則又歎醫之爲道至危其爲禍也至酷於是篤信古人不藥得中醫之言及近人曲園俞氏非醫之論如是者有年中年館京師亡友陳君奉周陶君仲銘先後館吾家敎子弟讀二君皆深於醫而兼通西學所論皆深妙切理使人解頤其醫人也應手輒效則又以爲習醫者必溝通中西然後可謂之能事也族弟凝孫茂才臨證二十餘年既以經驗所得筆之於書又

兼采東西國名論以資旁證比錄所著書目及自爲序言郵寄示余且屬余序其端昔我慈先哲柯韻柏著來蘇集注傷寒論餉遺來學厥功甚鉅按諸進化之理一切學術後出愈精今癡孫溝通中西益深益博必有發前人所未發者其餉遺於人不尤多歟余雖爲門外漢固亦樂觀其成也

辛酉初春嚴修謹識

辨舌指南周序

周越銘

竊維四診以望居其先望者何察面色觀目神辨舌苔驗齒垢四者而已而四者之中尤以辨舌爲最要蓋舌爲心之外候苔乃胃之明徵人之有病與否但觀苔色如何即可知其大略較之西醫用器探病尤爲確切故林慎菴曰觀舌爲外診要務非虛語也惜我中國四千餘年以來往聖昔賢之著作或言病理或言脈理或言治法醫籍繁多幾於汗牛充棟而辨舌之書獨少概見如杜清碧金鏡錄張誕先傷寒舌

鑑梁特巖舌鑑辨正徐洄溪舌鑑等書世皆奉爲圭臬然亦語焉不詳其餘散見於各書者或但舉一隅而未能總核全體或僅述外象而不能洞徹中藏至於生理若何氣化若何功用若何則更缺焉不講以診斷上最親切最重要之點而無人焉爲之發明其蘊奧闡別其機能宜乎後人之無所取法也吾友曹君炳章潛心醫學歷數十寒暑手不釋卷筆不停揮著述等身不可悉數曩有辨舌新編登諸紹興醫報海內醫林無不爭先快覩而曹君自謂辨之未詳心猶未愜近十年來復精心結撰纂成辨舌指南篇中援引古今名家醫書不下百數十家東西洋近譯名家醫書亦不下數十家且旁及各埠醫報雜誌無不廣羅博採棄其糟粕擷其精華書分六卷卷中列章分節按節又分子目條理井然且有論有圖有治法有醫案又有藥方可謂毫髮無遺憾矣自此書出庶使後之學者辨舌察病審病用藥不致茫無依據則此書洵不啻南鍼之指也稿既成曹君命余參校余自慚觀書不多兼年老才疏懼

無以膺斯任然念曹君數年來撰述之苦心且已將敝名忝列鴻編俾駑駘下乘亦得附驥尾而顯名則余雖謭陋亦何敢負其雅意遂不得不拭老眼之昏花爲之逐條披閱錯誤者更正之遺落者添註之間亦略爲修飾之惟是徵引既多校讎非易且搜採多西醫之說文經繙譯辨別尤難故雖反覆推詳恐不免猶有疎漏之處尚望海內外博雅之士詳覽而指正之此則曹君之幸亦鄙人之幸也是爲序

中華民國九年季冬之日古越周炳墀越銘氏書於灕溪別墅之小隱廬

彩圖辨舌指南緒言

曹炳章

嘗觀近世科學家之學說莫不先有理想而後成實驗醫學一道何莫不然如聽病有筩診脈有表探淋有管度寒暑有針食管尿管直腸各有探耳目喉陰俱有鏡此外醫家用器不勝枚舉皆可補耳力目力藥力所不及較之我國之四診法可謂精而細約而明然亦祇能辨其有形之實迹不能察其無形之氣化若我中醫望舌一

端用以察病纖毫攸分較之用器尤爲明著陶保廉云舌無隔膜且爲心苗目視明澈勝於手揣林愼菴曰觀舌爲外診要務以其能別虛實生死也利濟外乘云欲知消化器之情形可辨舌色如何便知大略周雪樵云舌膜與消化部各器具連故能顯消化部之病又與津液器循環器亦有密切之關係新靈樞云舌與消化器有密切之關係凡腸胃有病必現於舌苔舌鑑辨正云舌居肺上腠理與腸胃相連腹中元氣薰蒸醞釀親切顯露有病與否昭然若揭徐靈胎曰舌爲心之外候苔乃胃之明徵察舌可占正之盛衰驗苔以識邪之出入有病與否昭昭若揭柯爲良云舌上而有刺刺中有腦蕊能主嘗味有舌可以察病劉吉人云舌爲胃之外候以助輸送食物入食管胃脘之用其舌體之組織係有第五對腦筋達舌其功用全賴此筋運動舌下有靑紫筋二條乃下焦腎脉上達有穴二名曰金津玉液所以生津液以濡舌質拌化食物者也舌之表面乃多數極小乳頭鋪合而成此乳頭極小微點以顯

徵鏡窺之則時見形如芒刺摸之棘手或隱或現或大或小或平滑或高起隨時隨症變易不定中醫以舌苔辨症者苔卽胃中食物腐化之濁氣堆於乳頭之上此明舌苔之所由生也常人一日三餐故苔日亦三變謂之活苔無病之象也其所以能變者因飲食入胃時將腐濁遏鬱下降故苔色一退至飲食腐化濁氣上蒸苔色又生胃中無腐濁則苔薄而少有腐濁則苔厚而多此其常理也嘉約翰云凡各種重病舌皆有苔傷風發熱病第一層時喉核生炎舌上有一層白蜜色之苔發熱病第二層舌有厚黃色或黑色之苔若胃腸中有燥糞胆汁則逆流而上其色卽黃苔色黑者表明血中有炭氣爲有毒也血不清潔生津不爽並大便惡臭之時舌有一層厚黑乾舌牙有黑垢舌有紫色乾苔惹厭之病將退舌卽漸變濕潤黃胆病舌有胆汁色之苔身虛泄血病舌有濕苔好飲酒其舌上常有裂紋則舌體多紫其他病理西醫重實迹中醫重氣化科學哲學事實不同惟辨舌苔參西衷中義理皆同然西

醫不若中醫之精且細也蓋上古之言舌苔者始自內經繼則仲景華佗素問云舌轉可治金匱云舌黃下之傷寒論云有舌白苔滑及苔乾卽下諸說華佗察色訣云舌卷黑者死觀舌察病自古有之惟古人略而不詳耳至元杜清碧之金鏡錄始增至三十六舌逮後觀舌心法增廣至一百三十七舌張氏誕先取觀舌心法正其錯誤削其繁蕪與得一百二十舌名曰傷寒舌鑑而後西蜀王文選所編活人心法內有舌鑑一卷據云合張氏一百念舌金鏡錄三十六舌叚正誼瘟疫十三舌擇錄一百四十九舌張氏之說亦居其九厥後梁特巖將王氏原文逐條辨正更爲精密其他如傷寒舌辨一百三十五舌徐洄溪舌鑑一百二十九舌皆有可攷脈理正義汪氏遵經傷寒折衷胡玉海傷寒一書郭元峰脈如周徵之傷寒補例形色簡摩診家直訣葉氏溫熱論醫門棒喝馬氏醫悟等書雖非辨舌專書然皆各有經驗發明猶當參考又如近出劉吉人察舌辨證新法紹興醫會刊印流行能獨具識見多特別

發明爲診斷上所需之常識亦醫家必要之書也他如何廉臣君刊行之感證寶筏原名傷寒指掌爲吳坤安著邵仙根評其辨舌亦甚精確何氏增入梁氏辨正馬氏醫悟更爲完備如辨舌十法原書僅六法自第七瓣暈起至第十從舌鑑辨正補入察舌八法錄舌鑑辨正者十之八馬氏醫悟者十之二惟吳氏原書無此篇爲何君所增訂亦嘉惠後人之盛心也余願爲表揚之其餘辨舌之法雖散見各書然其間有博而不精或略而不詳且東鱗西爪不易卒讀猶不能盡備其書如傷寒舌鑑一書近世雖已風行海內然其斷病用藥有非治溫暑時疫所宜以致初學者無入門之直徑有有書不如無書之嘆據炳章二十餘年臨證之實驗無論內傷外感以察舌爲最有確憑早有斯見爰將古今名家醫書百五六十家東西洋近譯醫書三十餘家及各埠醫報雜誌三十餘種等書廣收博採凡關於驗舌治病諸法摘錄無遺先後十年積稿盈篋戊午春悉心董理以刪繁就簡去粕存精訂存四冊凡生理解

剖之實質則參用西法氣化理想之經驗則仍衷中醫越時三載稿凡五易首總論以明舌之生理解剖及功用與生苔種種之原理二編總綱以察形容質本神色津液苔垢顏色之要領三編證治以識諸家察舌辨證之法四編各論以別各舌病證之用藥并附有精繪十一色彩圖凡一百三十餘枚五編雜論方案以徵明辨舌察病之實據厘訂六卷列爲三十二章名曰辨舌指南茲將各章總目重述於下俾明大要

第一章辨舌之生理解剖及功用分舌之構造舌之乳頭舌之脈腺舌之腦氣筋舌之骨與舌根舌之細胞與神經舌之唾液腺舌之能別味與發聲功用爲八節第二章辨舌之味覺神經之機能第三章辨舌審內臟經脈之氣化分手少陰心足少陰腎足太陰脾足陽明胃足太陽膀胱手少陽三焦足厥陰肝爲七節第四章辨舌察臟腑之病理第五章辨舌明體質稟賦之鑑別第六章辨舌生苔之原理第七章辨

舌苔有根無根之鑑別第八章辨舌察時溫與伏熱第九章觀舌之心法第十章辨舌之形容分軟硬脹癟戰痿歪斜舒縮吐弄爲六節第十一章辨舌之質本分刺點瓣暈星斑裂紋凸凹直橫爲六節第十二章辨舌之神氣分濃淡深淺榮枯老嫩爲四節第十三章辨舌之津液分潤燥滑濇腐膩糙黏爲四節第十四章辨舌之苔垢分常變觸染偏全薄厚化退滯鬱爲六節第十五章辨舌之顏色分白苔黃苔紅色絳色灰色黑色紫色青滑藍色爲十節第十六章仲景察舌辨證法第十七章胡玉海察舌辨證法第十八章吳坤安察舌辨證歌第十九章察舌辨證之鑑別分虛實寒熱眞假陰陽順逆生死爲六節第二十章辨舌病證治之鑑別(甲)舌之體質病分腫舌木舌重舌舌衄舌黃舌疔舌癰舌瘡舌蝨舌斷爲十節(乙)舌之功用病分舌强舌痦舌痺舌痲舌縱舌囓舌吐舌短爲八節第廿一章辨舌病之治療法分舌病簡效方舌病針灸法舌病導引法爲三節第廿二章白苔類診斷鑑別法(計三

十四舌）第廿三章黃苔類診斷鑑別法（計二十五舌）第廿四章黑舌類診斷鑑別法（計三十二舌）第廿五章灰舌類診斷鑑別法（計十四舌）第廿六章紅舌類診斷鑑別法（計二十舌）第廿七章紫舌類診斷鑑別法（計十三舌）第廿八章醬色舌類診斷鑑別法（計三舌）第廿九章藍舌類診斷鑑別法（計三舌）統計一百四十四舌附彩圖一百二十二枚黑圖六枚第三十章辨舌雜論補遺第三十一章察舌辨證醫案第三十二章辨舌證治要方每編列章分節或由節再分子目條分縷晰各有發明須將各條互相叅合方能知其眞理能知綱要則其變化自可類推隅反也且可認色分經據證立方先淺見而後精深非敢貢

高明之研究第以爲初學之導線至於精益求精密益加密仍當參之診斷諸書以窮其變而達其微庶幾審病用藥靡有孑遺矣是乎否乎敢質

博雅諸君務乞指余之不逮則余實厚幸矣

中華民國九年九月重九日四明曹赤電炳章氏序於越城和濟藥局

贈楊君燧熙神效除痛散贊揚序

柳幼芝

昔人有言曰用古方治今病譬如拆舊屋改新房不經匠作之手其可用耶善哉言乎夫所謂經匠作之手者卽經匠氏之工而新之謂也以已成之室而加以斲削之功則鳥革翬飛之目的可立而達又何有後人笑拙之慮耶醫猶匠也醫者治疾病未有不取古方而用者也試取病者患濕而爲證以大略言之則當進以五苓散焉若用五苓而不知官桂之加減與否是臨症無應變之才也天下豈有臨症無應變之才而可以爲醫耶由是觀之則楊君精製神效除痛散可謂竭盡其技能之美而不可以尋常語焉不然何以四方之景慕一至於此耶嘗考此散之功專治一切疼痛所以忌服者不過乳婦孕婦二種而已其他非所忌也以不忌之例而施於疼痛之症則痛爲此散所止者宜爲頌君之德而未痛者亦當蓄此散以防未然稱曰神

效復何疑歟且夫天者人之始也父母者人之本也人窮則反本故勞苦倦極未嘗不呼天也疾痛慘怛未嘗不呼父母也設使人子忽染疼痛之症呻吟倚枕朝夕難安延醫莫效禱神無靈一室皇皇莫知所指親如父母怎不心酸將赴他省以求醫耶而路隔萬重一時難以救其急欲仍在此以延醫耶而區區一二之庸材又似難取信焉朝不保而夕卽魂飛西山日薄淡淡餘光良可慨也獨楊君以救世之心具活人之術於諸品藥性之中設心考核精製此散命名除痛又加神效二字則此散之功當與拈痛而齊名豈街市所售之人丹所可比哉加以今日之神州又非古代之可比古者閉關而治中外不通而生民之染疾不過溫疫與癆瘵而已今者華洋雜處租界森嚴赤髮黃睛爭權奪利紙烟減價家家聞請吸之聲鴉片流殃埠埠設分消之局講衛生而遺毒尤深煤烟樸鼻倡自由而詩吟草露妓館笙簧其染疾之原因眞令人擢髮而難數諸同志盍不取楊君所製神效除痛散而一試之耶此序

又作詩以美之

詩曰 散名除痛效如神始信仙丹自有眞藥到春回榮萬物渠成水滿費千辛

膏肓可達稱醫國腠理能攻慣活人從此仁風多浩蕩天涯大地總更新

又五律一首 此散名除痛仙芝若比鄰奇香常撲鼻去疾效如神固本兼還本生

津不爍金一壺高掛處誰識洞中人

匏庵醫話贅吟

（前二章叙述緣起次六章醫家忠告後六章病家忠告又補遺六章）

一霎滄桑百感深拌將懷抱寄山林避囂不逐終南徑自葆凌冬松柏心（自辛亥

國變後杜門守拙益復肆力於醫術）

良醫良相例同看無愧醫流亦大難辛苦研求幾卅載等閒猶未寸心安（自搦管

弄文以至從公捧檄每覺醫之爲道隨在足資利濟祇慙駑鈍猶欠深造耳）

學術空疏僨事多迂儒泥古弊同科誰通仲景軒岐旨心鏡虛靈不着魔（醫須博習多聞尤貴心靈手敏鹵莽之於畏葸拘泥之於模稜均失也）

脈象無多病萬千合參四診此微權但誇敏捷憑三指應恐捫心未慊然（望聞問切古訓諄然每見時醫臨診頃刻揮毫略無思索何其敏也）

補瀉溫涼各有宜敢憑意見逞偏私毫厘千里無差謬起廢扶衰效自奇（或見前醫方案故意翻新或初時審症未的始終膠執或但迎合病家意旨全無灼見皆非也）

涓涓不塞便江河蜂蠆雖微奈毒何末疾亟應努力治莫教貽患到沉疴（能治小病斯不至成大病烏可以小而忽之）

一線生機倘可求臨危何忍便回頭補天浴日驚人技只向靈臺方寸籌（一線可生者必勉圖之曲盡仁心方無遺憾）

二豎膏肓不可爲先機洞燭早陳詞那堪嘗盡參苓累誤到倉皇撒手時（無可挽回者必警告之俾知戒備勿事敷衍）

本草源流貴識眞七方十劑各精神偶然涉臘資談柄莫便師心作解人（醫學深邃載籍浩繁會心不易偶閱方書者敢便侈然自信耶）

病源曖昧費猜尋倫不明言誤最深諱疾瞞醫殊可怪杯蛇弓影幾沈吟（同症同參古有明訓尊生者於病因曖昧之症尤須直道愼勿秘密自誤）

名流手筆異恒流難以庸常見解求從古事權資統一斷無築室道旁謀（曲高和寡全在明者維持勿使良醫掣肘）

信任良工藥有恒病魔雖幻力能勝朝張暮李紛投劑何異羣盲履薄冰（良工治疾或認定方針始終一致或病機轉變寒熱互投各有至理最忌妄參意見及躁急更醫全功盡棄）

丹爐布置費綢繆火候泉源各講求進劑更分中上下要教藥石不虛投（煎藥宜砂罐忌銅鐵並有文火武火井水河水之別病在胸膈以上者先食而後服藥病在心腹以下者先服藥而後食在四肢者宜空腹而在旦在骨髓者宜飽滿而在夜）

修養延年效若神房幃禁忌首遵循最憐不聽忠言者自誤輕塵弱草身（病者應守禁忌如戒口戒怒戒思慮戒勞力愼風寒之類甚多而房幃之忌尤亟）

補遺

同是顚圓與趾方偏醫婦孺號專行調平經帶無遺憾療治驚疳擅勝場生育機權參造化按摩方法本軒皇堪嗟里嫗村農輩也謅甯坤保赤長（爲婦科幼科忠告）

重樓銀海據要津禍福機關最切身盂浪操刀多誤事寒凉刼劑大傷神若論王道工夫穩還仗通儒見解醇妙手神丹兩相輔程功端的勝而人（爲喉科眼科忠告）

推袁說項自恒情話到醫流莫浪評薄技謬因虛譽重高才誤爲謗言輕用人賢否

關休戚投劑從違判死生信口雌黄猶造孽是非况以愛憎更（爲病家喜憑戚友妄論醫生者忠告）

袞袞羣公聚一堂案頭方劑互商量務除畛域斯爲美稍涉模稜便不當學識高低難共事性情固執靳通方過多功少由來慣危局同扶恐渺茫（爲病家喜延羣醫聚議方劑者忠告）

凝神指下心彌苦料事機先詣更玄言語喧闐勞應對儀文繁縟費周旋五官並用談何易一字貽譌恨莫湔用藥如兵關繫重端應鎮靜似安禪（論病家延醫治疾最宜寡言語簡儀文俾凝神靜氣以免叢脞之虞）

尊生妙諦孰知津履薄臨深慎此身飲食調勻能健胃起居清潔最宜人節勞寡慾芟塵累蠲忿忘憂養性眞大藥不從方外得自家有寶自堪珍（論病家却病養生最宜調飲食潔起居並節慾袪忿以爲本原之治）

黄肯堂稿

第五章　飲料何故爲吾人所必需

血爲液體，特稱血液；含水分頗多，循環全身，無時或已。故吾人當飲足量之水，以供血之需要。

吾人於暑天中，而手輒覺潮濕；有時體內點滴之水，且自面部落下。此水氣卽所稱爲「汗」者是。體內之水，無時不由皮膚之小孔中排出；特暑天排出之量，較常增多，故人能目見之。飲料卽所以補體內之水，由皮膚排出之缺乏者也。

水亦爲體內骨與筋肉所必需。人類身體之重量，水實佔四分之三。此可驚多量之水，於日食食物中得之。蓋食物除經水之烹調者外，多皆含水頗豐；如水果中水占大部，卽乳汁亦包多量之水。然體內所需者，僅賴食物，尙難敷用；當另飮純潔之水。此「飲水之欲」俗稱「口渴」。

第六章　何物可飲

第一節　何物爲飲料之最佳者—水

水爲解渴唯一之物，吾人尋常所飲之咖啡，茶，乳汁三者，爲水混他物質而成，特美其滋味而已．世上旣無一物質能解吾人之渴，故淸潔之水，實爲無上之止渴劑；且其功用，令人爽健，尤非他物所能及．天然之冷水，益於吾人，較沸後凉者爲佳；然若過冷，殊礙身體，人欲飲一啜之冰水者，須在口內含數分鐘後下嚥，此則爲吾人所當注意者．

高山中之淸泉，及深井中所取之水，爲最佳之飲料；取諸距市屋極遠之淺井中者，亦堪可口，惟臨河住屋，以有通汚之溝渠，足以使河水汚穢；非經烹煮，雖視之甚淸潔者，妄爲解渴，多滋危害，故純潔之水，平時加意貯於水池者，尙可一飲；至尋常河水，必須沸煮後下嚥，此則又爲吾人所當注意者。

成人每日所飲水量，以近二卡脫Quart爲最適宜。（譯者按Quart 爲液量名，等於英二升 Pint；每一 Pint，約二十五立方寸，合我國三合一勺有奇；然則二Quart，當合我國一升二合四勺餘。）兒童常爲種種之競跑運動，其所需飲料，當與成人同。時屆暑期，宜較冬季爲多，讀者試一思之，其故爲何？

吾人於天氣至熱時，苟有佳水，非極冷者，盡量飲之，不嫌其多。膳時覺渴，亦可飲多量之水焉。

成人有嗜咖啡或茶之滋味成癖者，常和之與水同飲；此咖啡，茶二者，兒童飲之，極易刺戟其感情。涼水與乳，爲青年膳時必要之飲料。蘇打水Soda-water（卽荷蘭水）爲由刺戟性之氣質，混水而成，又加糖汁，使味清香；實則蘇打水飲之過多，大妨健康者也。

第二節 何物爲飲料之有害者—酒

有物質名醇酒Alcohol者，人常加於水中而爲飲，質純之醇酒，利於吾人者，如踝節或手腕之筋受傷時，塗之可瘳；如以爲飲，爲害至大。讀者抑嘗見乎？燃醇酒於燈或火爐中以溫乳汁者，蓋醇酒爲極佳之燃料，而不適於飲；故凡流質中之雜有醇酒者，皆當絕口。

儲藏之罐頭，開封時，吾人知其爲劣者，因口封不密，空中小植物。厥名曰菌者，乘此罅隙，飛入罐中，使內貯之流質，一部分變爲酒，所謂發酵是。含酒之飲料如葡萄酒，由葡萄汁暴於空中，使飄浮之細菌，侵入後起作用而成。人放菌於各種果汁中以爲飲料，如製麥酒卽其例；亦猶麵包之作成，有賴於細菌也。

含酒之飲料，如麥酒，淡色麥酒，葡萄酒，杜子松酒，大麥酒，白蘭地等皆是、麥酒含酒量較小；糖酒，杜子松酒，大麥酒，白蘭地等含量極大。

人當初次飲酒時，其量頗少；後則漸飲漸增，不幸飲酒之習慣養成，酒毒深中，良足夭其生命；酒雖甘美，吾人當有戒矣。

右圖示麥酒，葡萄酒，大麥酒三者之分配法：

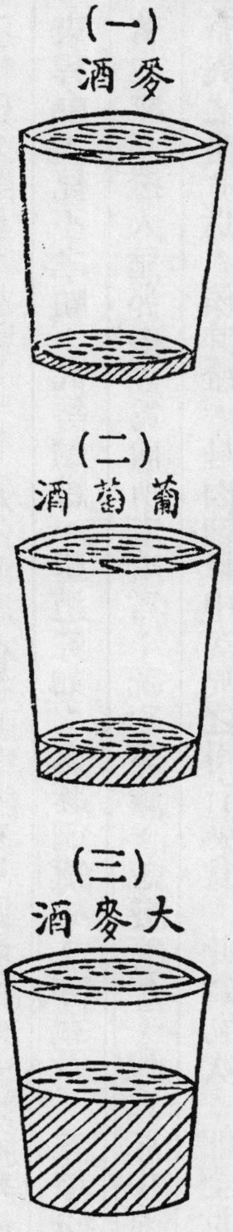

(注)圖中色白者表示水；黑色斜線表示酒

第七章　烹調

第一節　烹調之發明

中國古昔，有一發明烹調之故事焉，英著作家查利蘭 Charles Lamb 述其厓略曰：某晨，胡德Ho-ti入林中，子保保Bo-bo在草廬前玩火，火花飛入束稈中，兒不之顧；火勢頓熾，廬遭焚如；九豚飼廬中，亦禍及．當時芬芳之氣，透入兒鼻中，為前所未嗅者；睨視諸豚，忽發奇想：以為豚中有奇異之生命焉．俟其冷，扯肉納口中，兒之得有熟食，此為初次；卽全世界亦允推此為首創矣．（譯者按人類征服自然界How Man Conqured Nature中所述：謂火之利用，肇端於雷．古時叢林密茂，人類團居其中，天空發雷，樹着火花，遍燎全部．待其既熄，人類始稍敢近其前；則見林中焦頭爛額之野獸，屍橫遍野．取而充餓，覺與生食者味殊天懸，恍然於火之妙用；女子乃將餘火，善為保存，卽烹調之發創也．與此說略有出入，然關

史學，於本論似無甚重要；備此聊供參考而已•）

其後兒知豚之氣味香美，方事狠吞，父忽至，鞭撻其肩，兒泣告曰：「父乎！此豚！此豚！乃極美味被燃之豚也！」父聞言，與子席地坐，盡食九豚之餘肉以慰饑，未暇顧及火焰；頃刻間隣家住屋，皆付一炬•村上屯積之燃料，喂養之幼豚，殺滅無餘•在此極大損失中，人類得發明豚或各種動物之肉，無庸燬一定之屋宇，亦可熟而食之；於是漸次進步，烹調之術昌矣•

第二節　烹調之原理

上節所述，雖屬傳聞之故事，然人類爲何當烹調食物之主要原理，讀此故事，不難推想而得•蓋食物之必須烹調，尙有別種原因，非僅美其滋味而巳•今爲例說明之：夫生硬乾燥之穀類，食之艱甚，雖咀嚼至細，亦難消化；若置之鍋內，在熱火中炒之，經二三次之暴裂後，能張大其原有體積，堅硬者變爲輕鬆．五穀之輕鬆者，入人體後化爲液質，極易消化矣．

凡含澱粉之食物，非經烹調，原有之體積，不克張大輕鬆，即不易消化．吾人進生冷之食物，水果乳汁及一定蔬菜而外，烹調誠爲各種食物之要道矣．

第三節　烹調之方法

近世食物，如麵包，饅頭狀之包子及糕餅等烹調之法，約而舉之，可分三類：煑，焙，(或燻)烤，油煎是．食物之滾於熱水中者曰煑；置於熱氣或爐上者曰焙，亦曰燻；於各種不同之盆及盤內，置以食物，緊貼火燄上或在熱火下使其化熟者，謂之烤；燔炙牛肉，當以此法爲最佳．有時將食物調於豬油或他種脂肪中者，謂之油煎；油煎爲最劣等之烹調術，足使食物

浸潤油膩，如生麵和豚脂及牛乳等製成之餅，亦爲油煎，常難消化，極不適於衛生者也·

第四節 烹調之功用

凡肉類食物之必須經烹調者，不僅美其滋味，所以謀膳時之安康而已·多種之肉類食物，筋肉中有生命之寄生蟲蠕蠕生着，吾人如不經烹調，取而佐餐，則此等寄生蟲漸在體內生長繁育，不起之重症，此爲厲階·乳汁中亦有有生命之小植物厥名黴菌Bacterid者寄生其內，雖常無害於人，然多含毒之種類；若生時吞下，實爲疾病之因，故吾人首當熱之使沸，庶免意外之危險，且亦無傷滋味；蓋熱後之乳汁，其味固與生時相同者也·

肉類食物，經烹調後，外部呈棕褐色，如包於肉外之皮然，係由火力而成；其內部則能柔軟而多液汁·此例正與麵包同；吾人烘麵包於爐竈上者，使之外表結皮，內部柔軟而已。

凡穀類皆含多量之澱粉，烹調即所以柔軟漲大其所含澱粉，易收消化之效者也。如豌豆，菽豆，亦無不然；生乾者質硬非常，決不爲吾人所喜食，必經烹調，始柔軟而能滋養。

蛋白質略在開水中泡之，殊易消化；若經沸煮，反成堅硬。然於蔬菜半生者，其益於人體，較烹煮熟者遜甚。番薯中含澱粉小顆粒頗爲豐富；生者其小澱粉粒質堅，烹調能使之漲大柔軟。已熟之澱粉粒下咽後，先變糖質，繼乃消化。米含澱粉亦豐，宜烹之極熟；菽豆，豌豆，尤宜爲多時間之烹煮；食時須加意咀嚼。黃瓜，萊菔，芹菜三者，人常生食，實不能如其他烹調蔬菜之益於身體，特供人之嗜好而已。若此類之食物，甚難消化，含滋養料甚尠。

成熟之果實，極利人生；然未成熟者，如綠色蘋果，則有賴於烹蒸矣．

第五節　烹調之價値

紐約 New York有一可親愛之日耳曼 German 夫人焉；能使其夫若子，在一樸素之小室中，愉快滿意．人或問之，則曰：「予僅知烹調術而已，予之愛子，於一定之時間則知有食，予夫享受其點心；一日之中，歡然聚餐，皆佳美之食物使然也．且終日陶陶，不覺人生之痛苦．」

良以食物而能烹調合法，分配精當，如此婦人之所爲，吾人饑餓時食之，胥覺津津有味．膳時首宜快樂；食勿倉卒，則食物自能適度消化，造福人生矣．

幼年兒童，徵論男女，皆當習學烹調之法則．爲母者，可循序漸進，先教以簡單者，如調製燕麥麵等；後乃及於烘炙麵包，焙炕番薯，及烹蛋等諸法，此則爲人生應有之技能也．

第八章　食物應守之規則

第一節　食量之標準

吾人每次所進之食物，當依胃之消化力而定，此爲唯一之要道．故善衛生者覺食物已足充饑時，即便停箸；如餐後尚欲食煎餅者，膳時不宜飽食，庶煎餅食後，不致過飽．蓋食之過飽，殊害身體，吾人不可不慎也．

兒童方坐餐桌時，目光常注視席上雜陳之菜，不思及他物．有時患病，不知略節飲食，饑餓難堪，面色輒現不豫，又以味覺不甚發達之故，食物能滋補者，多不喜食．讀者試思之，在成人對於各種滋補之食物，以能使身體强健，方嗜如生命之不暇，兒童乃反是，世事之愚蠢者，有過於此者乎？

青年兒童，所進食物較成人爲減・終日操作無息者，或在戶外，或居室內，均需多量之補品・感染疾病者，不能如常人之食有定量，是以人類所食之物與其食量，當適應其職業及所居地之氣候，年季等；忽此，則失衛生之道矣・

第二節　食物之時刻

美洲居民，日食三餐：於早晨則有早膳；於午有中飯或小食；晚餐或點心，行於夜間・此爲膳時配置之最適宜者・人自晨至午，自午至夜，中間覺饑餓者，可進喜食之單純食物，充爲點心；惟須注意者，每日當於規定之一定時間內行之，此爲吾人所當注意者・

人有以果糖，蘋果，樹脂等品常食者，大礙消化・胃爲消化器之一，當與以一定之休息時間，如身體各部機關同；且其休息時間，當爲有規則之規定。茲更述食物最要之數條通律如下：

(一)嚼宜細；咽宜緩。

(二)每日膳時，當有一定。

(三)食勿過飽，當適中而止。

(四)飲當止渴而止；然在膳時，飲不宜過多。

水爲解渴唯一之物，其雜有他質者，較純水不潔遠甚，含酒者且礙胃口。胃口既受傷害，卽不能爲固有之工作，人所食之物，不能消化，疾病因之叢生矣。

法律規定含酒之飲料或烟，禁止售與幼童女孩者，讀者試思之，其故爲何？

第九章　食物入身體之情形

置糖塊於一大盌水中，數分鐘後，糖將若何？其仍在水中乎？抑否？欲決此問題，試一嘗其味卽知．蓋此時糖已被溶水中；換言之，糖混合於水中後，固體已化液體，爲人目所不能見矣．

食物賴血液以環運全身，血液乃送食物於腦，筋肉，及骨骼中．然血液不能輸肉片，麵包塊於細微之血管中；故食物化入血液以前，當先融解而爲液體．食物之能化入於血液，賴血液以運至身體各部者，此作用之經過，謂之消化Digestion．

第一節 口Mouth

讀者試以鏡照口，則見其作洞狀，如小窟然；內有齒，舌；舌後有孔，輔助消化，亦口之作用也．

食物入口後，先用齒將麵包塊咀嚼至極細，以便胃之易於消化．（吾人基此原理，可知磨成粉之糖質，其能融解，實較固體之大糖塊爲易易。）然後舌乃轉動食物以助齒之咀嚼力。讀者試再於鏡中照之，舌上必有許多極小之隆起物可見；此等諸小隆起物，稱爲味芽 Taste Rud ，用顯微鏡窺之，尤爲明瞭。味芽之作用，卽所以報告吾人由口食下之食物，其味之美惡者也。

第二節　口之分泌物—唾液 Saliva

助吾人以消化者，口內尚有更佳之物。當滿嚼麪包時，麪包卽爲口內之濕潤所混，此濕潤，名曰唾液，爲唾液腺 Salivary Gland 所分泌。乾硬之食物，最難呑下；如吾人試食極乾之麪包，則唾液亦難濕潤，將致扼喉。如食流動之物，若肉汁，羹，湯等，入口後，瞬息呑下矣。食物中含澱粉者，當呑下時，一部分已常變爲糖質，此卽唾液濕潤之力，有以致之；故唾

移毒秘方 附增

用地龍一條裝於經霜絲瓜內煅焦連瓜共爲細末每用三錢入元射二分製乳香五分製沒藥五分雄黃一錢蟾酥一分黃臘一兩共爲末將黃臘稍溶爲丸如米大每服三分用藥引汁送下凡腫毒惡瘡生在要穴服此藥即可移之閒處如冬月欲覓地龍可向韭菜圃中掘取

毒發上部要穴甘草桂枝蔴黃煎酒下卽移在手上而消

毒發在背上要穴羗活防風姜湯下卽移於臂上

毒發在下部要穴木瓜牛膝威靈仙陳皮獨活姜湯下卽移在足上

秘方來歷　此方乃本邑昌成鎭專科名醫范禹臣先生家傳秘方余與先生至戚也屢次而索奮不傳人及民國元年先生病故乃設法由伊家中得來但初到手尚未一試耳特誌顚末願海內同志共保存之

外科問答十八條　管氏自述

一問曰何爲腦花　答曰腦爲諸陽之首乃經絡之總會也花如蓮房樣或有六七孔或有十餘孔初起如粟米大微疼微癢三四日間作疼發熱其毒漸長無膿紅腫十餘日外出紅膿其肉漸爛易治如不出膿肉爛如破絮者不易治也問曰何以治之答曰初起以麻凉膏敷之再以薰洗湯薰洗待膿出盡以膏貼之待腐肉落盡方可生肌如氣血盛脈洪大內服中九丸其毒漸敗矣（附案）昔有一婦人生此毒無花如包子樣紅腫無眼此乃腦癰不可作花治之先經他人以草藥敷多了外而皮硬了人皆以無膿治之及延余診治卽以化肉膏貼之後以針刺開其膿方出後又不作膿以藥線治之方好

二問曰對口疔對口花對口疽何以別之　答曰花者眼多疽者頂平疔者頂光多癢又問曰三者何以治之答曰名雖不同其治一也頭者經絡之徑路前有口舌相

干不可以言易必看定五善七惡十餘日後有膿好治如不成膿一包敗絮終不易治外敷麻凉膏內服中九丸再用薰洗之法諸症治法則一而已矣

三問曰背花甚於別毒者何也　答曰臟腑皆繫於背此處生毒要有膿出爛肉落知疼癢方好初起如粟米大卽有腫頭不論老少卽灸艾火十餘壯其毒卽出大凡此症丸藥取效者多煎劑取效者少凡生此毒飲食大小便如常有膿週圍無烏肉知疼癢纔是善症治法則一

四問曰疔毒起於何經　答曰發於心經極熱惡症發於六腑可治發於五臟難治不疼不癢頭白週圍烏黑難治疔有三十六種外有五種不測之症或食牛羊犬馬飲酒毒物而生者初起不疼不癢出水或翻花或没頭不作膿如冬瓜皮一樣或頭白或烏黑通走九竅眼耳鼻口舌骨裡生膿血由頭面傳於咽喉必死且疔生二三日必有外徵確候生於頭面者將走黃時咽喉必疼生於手足者將走黃時腋下必

有疙瘩其疔之附近又必有紅線內攻與他瘡殊異凡初起時如粟米大作癢搔之不疼未老先白頭三四日後潮熱寒戰泡硬如釘或是出水或作疼五六日作紫靑色內服疔毒復生湯淨花生梔地骨皮牛蒡連翹木通川軍花粉菊花公英乳香沒藥水煎服外宜釘刺紅線出血塗以旱烟油取鮮馬齒莧鮮柏葉白礬鷄子淸搗爛塗疔訣云治疔先刺血是也如手足生疔疼楚難忍以熱香油洗之以蝦蟇皮貼之最好

五問曰何爲鬢疽　答曰生於鬢毛間如癤子樣其疼非常或遠年不收口爲鬢漏初起以太歲墨塗之先服金公丸後服中九丸相勢施治不可拘泥

六問曰何爲痰核瘰癧　答曰痰核僅一二相連瘰癧則重台子母三五不等或有十餘個成串者毒痰毒血只有二大原因俱以行痰順氣軟堅開鬱之法治之凡症初起或用海藻昆布海菜等藥或用全蝎班毛等下之者此數法不效而硬者必要

外消爲上未穿者用化腐膏貼開以藥線落子巳穿者亦用藥線落子七日見功或浮腫不消者用金公丸中九丸同服更有馬刀瘡堅硬如石或在耳前耳後缺盆頰車等處堅而不潰平而不尖帮皮而長者難治子午潮熱者難治

七問曰何爲頸下横擔肩瘤串脇癧　答曰毒生於下顎下者爲頸下横生於肩井上者爲擔肩生於脇下者爲串脇癧治法無二依前方法選用

八問曰何爲喑門閃　答曰生於耳根下對喉處其治法與癧疽同

九問曰何爲乳巖乳癰乳花　答曰乳癰初起紅腫疼甚或六七日成膿或十餘日成膿或有孕而內吹之或有子而外吹之初用蒲公英酒糟搗敷之或用馬前子去毛皮香油炸透研末黄酒冲服一分見汗則愈乳巖因七情氣鬱而成形如豆大須四五年發作其硬如石潰則如山巖服金公丸中九丸而生膿者可治若年久潰而不斂者百無一生尤忌開針令人出血不止倘五善俱有尚可望生乳花如背花等

治法同如三樣毒未成膿俱用後方內消仙方活命飲（方載金鑑）加生地黄酒引水煎服

十問曰對心癰對心漏何以治之　答曰治法很難節慾懺悔或可生全

十一問曰何爲上中下肚角魚口便毒陰疳閩精瘡　答曰上肚角平臍去臍四指下肚角去前陰上三指胯眼上二指魚口在胯眼其形長便毒同部位其形圓與前諸症同治但魚口便毒初起用通聖散加蜈蚣三分清油炙去頭尾山甲五分炒殭蠶五分炒乳香沒藥各五分以上五味共爲末入煎藥內沖服之其毒卽下如遠年日久不必服此藥如陰疳與蠟燭花不同陰疳或破或癢或作疼趁皮爛蠟燭花必先有一小子或癢或疼漸爛開出膿出水週圍長肉瘤其陰莖只見爛了用銀粉散搽之方用煆官粉三錢廣錫二錢水銀一錢先將廣錫水銀用鉄勺化開攪勻傾出冷定研爲細末與官粉調勻搽患處內服中九丸若爛至陰根則成閩精瘡時有黄

油及肉閭出用天然散加冰片二厘製兒茶一分醋煑石青一分共研細末有水則乾搽無水則用公豬胆汁調搽內服中九丸漸次卽愈

十二問曰卵癀卵癰卵漏何以別之　答曰卵癀者子也腫而成膿必要針開癰者皮紅腫大毒在皮上花者腫開六七眼漏者內有一二眼出膿出水不乾俱是濕熱下墜膀胱酒色過度故中此毒或有腎子裂破爛破而不死者又有因患楊梅瘡其毒未盡日後發此毒者如遇此症紫蘇包之內服中九丸用天然散加赤石脂搽之自止(或用收功石黃散搽之及十一問內之銀粉散搽之均妙)一切卵瘡治法則一而已矣

十三問曰附骨疴附骨癰附骨疽附骨漏何以別之　答曰毒在胯尖上下紅腫有時而膀上作疼有時而胯下作疼時上時下時好時歹如遊蜒樣至於時久而疼在一處不行或半月數月而其皮膚如故按之則痛疼而頭形不測此爲附骨疽也內

服中九丸外以化腐膏貼之膿成則針之而附骨疤附骨癰之症必先潮熱或乍寒乍熱而先骨肉作疼後則皮上紅腫而硬亦有傷寒後成此毒者名爲汗後脫遺疼不可忍外以麻涼膏貼敷內服中九丸至於附骨漏者必先因生癰疽疤時久不收口以致風邪內侵兼之求功太急腐肉未化毒未出淨因之時久成蛋成漏膿水不乾治法大同小異而取骨化蛋口授心傳之巧耳汗後脫遺未破時亦有用臘醋調陳米粉敷之而愈者

十四問曰鶴膝風人面瘡臁瘡何以別之　答曰鶴膝風其膝大如鶴之膝故名之其疼難堪內服止疼藥外用牛皮熬汁入生薑自然汁合勻爲膏貼之鶴膝癰以紅腫疼爲妙如不紅腫疼並不作膿便不可治若現出光骨來終成壞症若未現者猶可救也人面瘡者膝上生一肉瘤如人面一樣有口鼻眼與之酒肉則食最能作疼百無一痊但以川貝一味喂之此寃孽也宜先修省後再醫治臁瘡生於廉兒骨上

或外面跌破皮受風作癢而成或有疳毒愈後反覆又發而成紫霞膏貼之卽愈（一或用芝麻汁生杏仁去皮研細調勻塗之又方輕粉五分研細豬脂一塊或豬油亦可新蒸餑餑去皮一塊共搗爛塗之均極效）

十五問曰裙褊瘡蹭蹪羅花鴨掌疔鵝掌風牛皮風何以別之　答曰裙褊瘡婦人多有之因抓破皮肌肉爛至於年深日久風濕熱交熾或因脚氣而氣脉不行以成此毒其瘡大段難治蓋脚爲諸陰之會肌肉淺薄氣血難到而治之未必速愈或紫霞膏白玉膏貼之（收功石黃散最妙）薰洗活法治之又方用好醋二盌入瓦罐內將山臘葉不拘多少煑半熟再入輕粉三錢同煑熟同臘葉貼之卽愈蹭蹪生於足蹭上穿頭出膿易治如穿頭日久年深不能收口必用藥線治之羅花生於羅絲骨上有眼出膿須用藥線套下方好七惡有一二見者多不可救鴨掌疔生於脚版如瘤出水流膿若日久不收口用藥線落痳去敗肉方生肌鵝掌風必先生過楊梅毒

服藥收急了毒入於內所以發於手足外有厚皮皮內有瘡內服中九丸外用桐油搽之以黑牛糞燒烟熏之無不愈者牛皮風癬生於頸項手足皆因風熱之毒至於內熱必用銅針外刺截住用眞川槿皮末醋調搽之內服中九丸或用烟硫（見製石青條下）川槿皮煆陀僧生巴豆去皮鍋烈搽之無不愈者

十六問曰何爲痔漏、答曰在肛門弦上丹瘤爲痔有眼爲漏出膿出水亦爲漏有血痔則眼中出血又有通腸痔出氣出糞痔有二十四種名雖不同其根原皆是濕熱下注酒色勞碌所傷少年不發至四五十歲纔發若痔上有眼以藥線插之其蝕骨卽落外用天然散加赤石脂擦上生肌再加銀翠石青更好若血痔等內服中九丸至於通腸痔先將三丫草（卽牛蒡子草）透入腸內然後用藥線纔好

十七問曰口內有蝕疳熱疳走馬疳痰癰何以別之　答曰蝕疳者是肉內有蝕趁皮帮骨爛去肉如敗絮走馬疳者嘴唇俱腫外是好皮內肉腐爛鼻梁俱脫用醋洗

小兒萬病回春丹論

青縣張樹筠相臣錄

一急慢驚風之症小兒病也世以萬病回春丹一丸而兩用之余親見慢脾風服是丹之害於不救者殊深可憫也究其急驚風卽痰火閉竅實熱生風也慢驚風卽肝木傷土虛寒動風也而俗云驚者非驚嚇之驚緣其症彷彿是驚嚇之象實與恐懼之驚嚇各異用藥亦屬不同乃急慢驚風兩症有寒熱胃壞之別治法有虛實補瀉之分豈濫以一丸兼治兩症遭其無形之刼反謂兒命該死查是藥性乃用寒凉疎散猛烈香竄之味若急驚體實者服之對症而質薄者恐亦太過況使於慢驚虛寒之症乎寒凉疎散喪其元氣刻削香竄耗其氣血不死何待嗚呼自明至今三四百年踵而用之殺人何可勝數不禁爲千百萬億寃死小兒撫膺長嘆痛哭流淚也茲將急慢兩症病象並錄是丹藥方俾知審辨有階庶不枉嬰孩是所後望焉

一急驚風者身必發熱面色或青或赤搐搦目竄上視牙齒緊硬口鼻氣熱角弓反張痰火上壅忽然發厥似驚倒之象此因痰火閉竅肝燥筋急以動內風當其搐搦大作之時但可扶持不可抱緊恐致風痰流入筋絡致成拘攣廢疾又不可驚惶失措輒用艾火灸之燈火燒之此陽症切記火攻曾見有火攻者壞事多矣此症雖急若從容服利竅清火降痰清涼之劑調理自可平安切不可妄用攻擊之藥以取速效而傷元神蓋此症亦屬蘊伏之邪忽然而發發過容顏如故隔數日又一發作余之臨診頗亦研究是症或有偶感風寒不宣致化熱生痰內風不熄也有因乳積以生痰火煽風而發也有因元虛致受驚嚇失於調理虛熱生風痰而作也或襲風熱致增痰火上湧而發也抑發時身先熱繼則嘔吐而發厥者其病因之不一量體質而治之可也近日又有天痘盛行來勢猛烈悞治者十有九危因其大人小兒均有是症初起發熱二三日未見痘點形影而忽然驚搐狀如驚風一般倘誤爲急驚風

施治投以寒凉之劑或用驅痰峻藥降之勢必痘毒內陷以致難救遇有是症卽非醫生亦可自驗其苗發細察其耳後有紅絲血脈並見其呵欠噴嚏及按耳必冷尻冷中指稍亦冷足冷是痘症也倘小兒身熱咳嗽噴嚏顴紅眼淚面如粉紅色者此望見係出瘄之象再照前驗耳後有紅絲縷縷者必定實係瘄症也切不可當作感冒傷風止其咳降其痰熄其熱失於宣達瘄毒內陷發作急驚之狀以成危險其苗發故不可不細察也

一慢驚風者又名天弔風慢脾風也在小兒吐瀉得之爲最多或久瘧久痢或痘後瘄後失於調理或風寒飲食積滯過用攻伐戕脾或秉賦本虛或誤服涼藥或因急驚用藥攻降太過以致小兒面黃或青唇口痿白啼如鴉聲肢冷痰鳴腹中氣響角弓反張目光昏暗吐瀉無度此虛症也亦危症也切忌服回春丹牛黃抱龍等丸亦忌寒涼驅風豁痰消導各藥此實因脾腎虛寒孤陽外越元氣無根陰寒至極風之

所由動也治宜先用辛熱再加溫補蓋補土所以制木治本卽以治標凡小兒一經吐瀉交作卽是最危之症若是屢作不止無論痘後㾖後病後不拘何因皆當急用參朮以救胃氣薑桂辛熱等藥以救腎氣不惟傷食急當救之卽傷寒傷暑亦當救之蓋其先雖有寒暑實邪一經吐瀉業已全除脾胃空虛倉廩空乏若不急救恐虛痰上湧命在頃刻矣若再誤指爲熱爲食投以淸火去積凉藥立時告變爲之奈何與其失之寒凉不若失之溫補猶可救療也此乃發明吐瀉驚風之理最爲明透其辛熱補救藥味之輕重佐使之得法量而用之神而明之存乎其人也今將慢驚變症臚列於後　一慢驚身冷陽氣抑遏不出也服凉藥之後往往至此　一慢驚鼻孔煽動眞陰失守虛火爍肺也　一慢驚口鼻中氣冷中寒也　一慢驚面色靑黄及白氣血兩虧也　一慢驚大小便淸白腎與大腸全無火也　一慢驚易睡露睛神氣不足也　一慢驚手足拘攣血不行於四肢也　一慢驚角弓反張血虛筋急

也 一慢驚乍寒乍熱陰虛血少陰陽錯亂也 一慢驚汗出如洗陽虛而表不固
也 一慢驚手足瘈瘲血不足以養筋也 一慢驚顖門下陷虛至極也 一慢驚
身雖發熱口脣焦裂出血却不喜飲冷茶水進以寒凉愈增危篤以及所吐之乳所
瀉之物皆不消化脾胃無火可知脣之焦裂乃眞陰之不足火不歸元明矣 大
凡因發熱不退及吐瀉而成者總屬陰虛陽越必成慢驚並非感冒風寒發熱可比
並不宜發散治宜培元救本用薑桂引火歸源必先用辛熱冲開寒痰再進溫補爲
得法也附錄

小兒萬病回春丹方

眞珠粉 犀牛黄 辰硃砂 梅冰片 台麝香 明雄黄 蛇含石 川貝
母 膽南星 天竹黄 淡全蠍 白殭蠶 鈎藤鈎 白附子 防風 羌
活 金箔 白蜜 計十八味

此丹藥性係寒凉香竄辛散雄烈之味用此質之高明可使與慢驚風哉若普天下藥號之仿單中改之專治急驚删去慢字不致悞枉人命功德無量又見有係仿單中注明天花初出時不用此丹然究痦痘將出未出之時雖已透達但痧宜凉痘宜溫而此丹之性恐不宜於痘總忌用爲妥凡天下各家如見一方兼治急慢驚風者均望勿服庶造孽較少獲福無窮

一驚風者乃眞驚也亦忌服回春丹及硃砂鎭驚丸子蓋小兒氣血未充心神怯弱偶遇驚嚇則神魂震怖舉動失常夜則跳醒晝則驚惕此由秉賦單薄氣血不足或心有蘊熱而驚悸者治宜安神魂歛心氣待其神定後量其氣血偏虛而補正之若妄投寒凉辛散香竄丹丸耗其心血則愈發愈盛肝風乘虛而亢其勢不可復制爲慮也宜愼之

論花柳病　　朔隱

自公娼立而花柳之病盛展轉傳染都邑爲多青年學子浮蕩遊客罹此而殘傷肢體夭賊性命者不知凡幾更且傳染妻室殃及兒女傾家斬嗣身敗名裂良可哀也

夫花柳一症中外皆有專科然亦有拘守舊法不察病源者往往以金石猛藥傷損元氣或以薰頂塞截之藥伏其病根雖暫已於一時非萬全之良規是以聊將管見所知分類條舉祈海內　醫界大家採及拙見本精深之學理製良效之方藥使淫穢之毒鏟除凈盡則救世之功當亦不在禹下也

花柳病之起原及其傳變

此病之醞釀大端由於慾火淫精漸積而起蓋妓女以皮肉爲生涯接客日多自然慾火淫精醞釀一種毒邪腎氣爲此邪熱薰灼氣化不行津液不布月事停止而帶症以起（色多黃赤）此爲花柳病之第一期婦女無知不解清潔又處於惡濁積威之下依然接客不已積毒愈深邪熱愈熾因而傳及血分血液壅滯不行而魚口便

毒之症作矣此爲花柳病第二期若因循不治或治而不得其要則積結之毒雖潰而周身之血液已被毒熱蔓延紅點見於頭面四肢而梅毒成矣自此以後日深一日治不得要遷延日久毀形傷肢壽命促夭

亦有逕因生殖器潰爛傳變而成楊梅者此由於與邪熱熾盛毒菌繁殖之男女交合摩擦生熱破損生殖器之浮皮初不覺迨數日後皮間奇癢流出毒水毒水所蝕因卽潰爛是謂疳瘡治不得法燎原成勢而魚口楊梅相繼而起矣

亦有房事不愼感受風寒風化爲熱津液煎熬變爲黃濁腥穢流蝕溺道（毒淋亦然）溺道內皮蝕破是以每値溺時（溺因風熱在內熬煎而甚熱）水由溺管蝕破之處經過刺棘溺管溺管疼痛氣卽上縮水因氣縮亦留止不下惟已流入溺道之水可點滴而出耳故病淋之人每至溺時切齒呻吟蓋有由也（俗以爲溺道塞者非是）但毒淋病雖痛甚而傳變之第二步僅爲濁較之疳瘡爲病輕矣此外更有

慾鬱未泄之淋其病症同前不贅

總之花柳之病無論輕重不外淫人穢邪傷氣賊血所致茲就所見條舉如左

花柳症淋濁者屬氣分疳瘡魚口便毒楊梅則氣血皆屬也

毒淋不可單利溺利洩則腎氣愈虛淋暫止而濁作矣（坊間所售雖有良藥然普通爲利洩開塞消腫之劑）

毒淋不治氣虛變濁久則腎氣虧而肝燥胆熱或爲目昏或爲耳鳴

腎爲胃之關水能潤土腎氣虛則胃土燥而不和夜眠口開是其徵也

腎爲肺之子腎氣感邪熱而虛水不能制火火盛灼金肺常熱而惡風

腎主骨腎氣爲邪熱擾亂必數夢足不任行稍涉深思必夢如人將捕之甚則痿廢

以上約舉濁症必有之病情藉明病源之所在

近來市上所售之山代兒米力推爲治淋濁第一然其藥味香燥過甚愈後多患腰

痛症余見數人患淋症服山代兒米力獲愈然久則腰痛洗滌溺道亦是清潔之法但洗者爲巳釀成之濁而化生濁氣之病源不能除則難愈也

魚口便毒楊梅乃最重之花柳病取市間所售治此之藥間有良者但六百零六雖有奇效未可孟浪施於久病體弱之人若犯此戒急求速效必促壽命余見患花柳病者因治以六百零六舊病立愈其後數月而亡或一二年而亡青年體壯者間亦生他病患者治者皆不可不察也憶前清光宣之間在漢鎭時有數人患楊梅症一人頭面腫如瓜一人腿漸痿廢一人楊梅透頂皆購服花柳宿毒水一瓶而愈此水名因年久不復記憶且亦不知何藥房所售去歲赴漢有友託購此水遍求各藥房皆不獲即將名同而藥異者之配製購歸使試服之竟無效蓋曩日所見之藥水褐色搖動時起白沫聞之有酒精味病者服之甚覺與胃氣相合眞良藥也雖然中藥品中豈無與此相頡頏之妙劑目今醫學昌明想發明之日當不遠也

甘疽與乳疽如何分別并治法

邵彭壽

有瘍生於乳上高聳處中府穴之下堅硬疼痛者名曰甘疽有瘍生於乳房堅硬木痛潰後多頭者名曰乳疽夫甘疽之生也經屬於肺由憂思氣結而成其初起之治法莫若荊防敗毒散爲主以疏解其寒熱若色靑色紫十日寒熱不退尙不作膿脈象浮數恐虞毒之內陷必用內托之劑而乳疽之生也經屬於陽明痰熱之毒兼挾肝胆之火而成其治法當清理其痰氣疏通其肝邪解其毒和其營爲先如荊防蘇葉白芷貝母瓜蔞靑皮等藥所必需之品總之甘疽乳疽二症若有現色白平塌皮寒麻木惡寒之狀非用陽和湯開腠理不可其外用之藥未潰貼陽和解凝膏最爲適宜昔王洪緒先生論白疽乃陰虛之症氣血寒而毒凝以開腠理爲要旨也

諸陰皆清足太陰獨受其濁論

馮里安

經曰受穀者濁受氣者清清者注陰濁者注陽故清者上注於肺肺爲手太陰經也

蓋肺主一身之氣氣之輕清而上浮氣之重濁而下行肺經則爲五臟之華蓋其位居上而肺氣之清者上走空竅中乃陰經清中之清也肺氣之濁者下行於十二經及內積於膻中之氣海乃陰經濁中之清也故又曰諸陰皆清足太陰獨受其濁者何蓋足太陰脾經則胃中濁氣賴以運化所謂獨受其濁者是也

金匱虛勞不與咳嗽全篇而與血痺全篇其意何在　前　人

病血痺者脈微而澁爲陽微血滯其脈與虛勞相似其因亦與虛勞相同皆元陽虛弱陽氣不能與陰和則陰寒獨行而見陰寒之證陰氣不能與陽和則陽氣獨行而見陽熱之證昧者以寒治熱以熱治寒寒熱內熾其病益甚豈徒云寒可治熱熱可治寒而已哉經云勞者溫之虛勞證與桂枝加龍牡湯使其陰陽營衛得其和平則陽就於陰而寒以溫陰就於陽而熱以和猶血痺與桂枝五物湯和營之滯助衛之行而不失其和同意故虛勞與血痺同篇者意在於斯而不與咳嗽同篇者何經曰

五臟六腑皆令人咳可知心脾肝腎各有咳嗽之證不立於虛勞而立於肺胃之中以明咳嗽借途於肺耳

前題　　馮青田

虛勞不與咳嗽同篇而與血痺同篇者僕以謂原無憑定也猶手指臂腫與狐疝蚘蟲同篇五臟風寒與積聚同篇試問其意何在閱里安篇中亦只能强解於彼一篇不能强解於此兩篇考虛勞條內原無咳嗽故不與咳嗽同篇欬嗽者乃虛勞之兼證也再考金匱全部止有欬嗽與肺痿同篇又與痰飲同篇（只有欬字並無嗽字）諒取其義相類以此推之血痺與歷節相類原可合爲一篇而不合一篇者可知其憑定之的據也愚見以謂如是究屬如何卽請　諸道長教之

論婦人經閉乳縮　　劉廉青

人身總統陰陽者惟任督二脈而已何則任居前面屬胃屬心主後天督居背脊屬

腎主先天二脈交會則在胞中胞居大腸之前膀胱之後是油膜中之夾室上連網油又上則歸結於背脊中間是爲腎中之系即命門也而腎中天一陽氣所生之水則爲癸水若督脈癸水之陽不足則經遲經滯衝任之陰血不足則經淡經枯經云任脈通太衝脈盛月事以時下者此也

鄙證案經閉之病實由於衝任之陰血不足潔古曰女子月事不來者先瀉心火血自下也內經云二陽之病發心脾王啓玄註云大腸胃熱心脾受之經云月事不來者係肝血不足胞脈閉也胞脈屬於心絡先宜降心火之法四五帖再服局方五補丸終服衛生湯治脾養血病可稍愈況婦人乳房係陽明所經乳頭係厥陰所屬若月事以時而下則乳自恢復原狀又何必他求耶鄙論如是尙乞海內諸有道教正繼將一二治法謹附於後

（治法）所云降心火之法四五帖大牽蓮子淸心知柏地黃等　（局方五補丸）

熟地　人參　牛膝　白茯　地骨皮　（加山萸肉　益母草　川續斷　梔子）　（衛生湯）　當歸　白芍藥　黃耆　甘草

脅痛論治

史介生

脅者肝胆之部分也故脅痛之症關於肝胆二經居其多數其原因無論內傷外感偶有鬱悶或憂慮之時勢必痛更加劇夫人身之中一言以蔽之曰氣血營衛而巳脅痛之症除外感以外非氣病卽血病也亦有因氣病兼血血病兼氣者治療之法當別其病因而擬藥也如兩脅痛甚按之益劇者死血停留於肝攻於脇下也用桃仁紅花歸鬚香附之類以消瘀加乳香沒藥以止痛因憂思過度耗傷心血而脈滯者須用逍遥散兩脅脹滿而左脅礙臥者病在肝也宜用平肝之劑如綠蕚梅玫瑰花石决明等因怒而氣鬱不舒或謀慮不决此木氣實也宜與蒼朮青皮香附之類因痰流注而脅痛者宜二陳湯白芥子南星蒼朮之類兼咳嗽者加南星香附青皮

薑汁等味脅痛有一條扛起者食積作痛也宜與保和丸脅痛有因外感而寒熱者邪在少陽也宜小柴胡湯加枳桔之屬治之惟醫者遇此等病家除藥物治療以外亦當開導病家以隨時怡悅則病者雖在病中亦能稍免其痛苦

擬外科治例

山東諸城王肖舫

醫門十三科惟外科較易歷代賢哲著作汗牛皆無定法可循致令後學每視爲畏途總此科要訣首重秘方手授以認症爲第一要素而認症之門徑尤以治例爲把握茲擬治例三焦分治上焦自頭至頸普通病以散結淸熱或兼祛風爲主至於各大症玉枕百會對口截頭腦疽瘰癧疔瘡耳挺鼻痘喉瘤等各按原因治療（或陰或陽或半陰半陽）中焦自肩至臍普通病以疏通開洩爲主至於各大症疔瘡搭背乳巖心漏痰核流串肺癰胃瘍等各按原因治療（同上）下焦自臍至足普通病以利關節舒筋絡滲濕利竅爲主至於各大症橫痃便毒梅毒下疳腸癰腎疽鶴膝

人面湧泉咬骨脚氣脫疽等各按原因治療（同上）三焦治例已定（至於各大症對症療法詳載拙著外科新發明玆不贅）再以純陽症純陰症陰陽夾雜症三門統之無論三焦何部有病或陽或陰或陰陽夾雜皆以消托潰斂四法概之凡瘡初起亟宜消之上焦以荊防敗毒散爲主中焦以四妙湯爲主下焦以薏仁萆薢湯爲主不能消則托之或助氣或養血托毒外出如伸掌托盤之理同上焦中焦以托裏消毒散爲主下焦以三妙散爲主不能托則潰之乃謂瘡勢已成局部之氣血已壞不能消散而歸經絡俾其速潰以免壞瘡株連好肉上焦中焦以托裏透膿湯爲主下焦以滲濕湯透膿湯爲主既潰以後氣血雙虧宜亟補以生肌斂口上焦中焦以八珍湯四妙湯爲主下焦以十全大補湯加薏仁蒼朮牛膝爲爲主凡三焦尋常病以此各法加減運用儘可成功至於前論三焦各大症無論生於何部純陽症以銀翹解毒湯醒消丸爲主按時（或消或托等）順序（或按上焦治例或按下焦治例

餘做此）審其原因（或痰壅或氣鬱等）加減治之純陰症以陽和湯小金丹中九丸腎氣丸爲主按時順序（同上）審其原因加減治之陰陽夾雜症須審其偏陰（一陰症居多半數）偏陽（陽症居多半數）按時順序（同上）究其原因以銀翹陽和各半湯小續命湯金龍丸南星散出入加減量症治之外科各病惟陰陽夾雜症最難體認最難治療務要按症下藥（如痰症則治痰氣鬱則開鬱等）切不可以套方混治蓋外科各病多是氣血凝滯或兼痰濕流串稍不經意以套方應之必有南轅北轍之誤此余家數世所試驗者至於三焦各大症專門治法手續甚繁限於篇幅礙難備述（均載拙著外科新發明）今特略述梗概登於報端而與海內專家一商榷之如果所擬治例尙有偏倚之處不能適用於南中者仰希明以教我詳登報端示以從違幷懇從速斧政則幸甚矣

中華全國醫藥衛生協會會員錄（五）

劉興仁字元良年三十九歲籍廣西貴縣人自幼讀父傳醫書十有餘年頗知醫理惟遊學於高等小學及振華高等師範畢業後乃從軍邊防第二十隊上士民國丙辰年蒙升充廣東西督軍差弁自此東西奔走一得所無而濟世之心時仍懷抱雖閒嘗臨證每見惘然故繼從游於桂林分會會員賓啓榮業師門下蒙耳提面命指明妙理而醫學上之學問藉此啓通亦如鐵之又經一煉也茲閱紹興醫藥學報載中華全國醫藥衛生協會章程各條均以普及教育擴張國體起見仁殷慕不已遂加入焉

劉智羣年二十五歲廣西賀縣籍住賀縣都木洞篤厚村羣年青不學何敢言醫也惟自遊學高等小學及中學師範後頗識國之强弱關於醫學發達不發達而已故國之待强者必以醫學爲急務也吾國弱之久矣羣不敏徒具愛國之心不能援之

以手故當守拙時力研醫學以爲强民遂我厥心盡我天職惟知識有限事理無窮未獲高人指示難以升堂每多恨恨茲幸中華全國醫藥衛生協會成立以普及衛生常識强健人民體質爲宗旨使羣欣羨何極仰慕奚如爲此遵章入會

賓嘉聖年十九歲廣東省封川縣籍父啓榮兄嘉祥隨父遷居廣西省梧州府前大街醫室內生繞膝承歡趨庭受訓不多學識豈敢言醫惟徒讀父書志存濟世有心保赤趁此年青故爲志向所趨遵章願入中華全國醫藥衛生協會以求知識交換醫學進步

汪景文字伯平年三十歲安徽黟縣人幼在上海肄業普通學校後以普通學識誠不及專門科學之精確志在學醫適喜江蘇嘉定黃牆朱閬仙先生創辦中國醫藥學校於是負笈其間習學中醫內外兩科以及西醫解剖生理等學歷有年所於此道雖得升堂然以爲猶未入室繼復從該處朱巽初張山雷二先生游臨證問難以

廣閱歷又經三年乃返梓里文賴家君庇蔭尚稱小康故不願懸壺以爲利計特奉嚴命專行方便在梓數年而踵門求治者紛至踏來不啻三陰道上有應接不暇之勢去夏以家君所創諸產業皆在潯陽爰來此照料猥荷當地諸名士推許情殷介紹不揣昧冒遂爾應世矣現特加入中華全國醫藥衛生協會

酈永康字荔丞別署索盦浙江紹興縣人現年四十一歲浙江公立法政專門學校畢業幼研經史見靈樞素問心竊爲之怦怦旋從名幕袁夢白先生習法家言兼師其繪事曾充福建吉林等省刑幕繼任長春地方檢察廳候補檢察官因研究檢驗而知檢骨護傷急救等法無不與醫學有密切之關係乃於案牘之餘習岐黃嗣因萱堂以春溫見背深自悔恨早未專精醫術從此閉門不出專攻醫學於此五載繼思學貴師承乃從名師何廉臣先生游

劉純熙號希文年三十歲山東牟平縣勝水第五學區黃疃村人民國四年在本縣

畢級養成所畢業曾充本縣城陰第四學區黃格庄同心學校教員精研醫學故愿入中華全國醫藥衛生協會

嚴禁菴廟售藥籤

紹興醫學研究會會員呈縣文稱查城鄉祠廟神藥誤人曾於民國四年經神州醫藥分會函請縣警所出示嚴禁有案第日久玩生各處祠宇藥籤非但不見減少抑復從而增加推原其故廟祝菴僧輒因希圖香火妄擬藥味刋印藥籤欺騙婦女愚氓何知搖筒出籤照籤買藥藥不對症往往輕病轉重重病致死雖有良醫亦或束手言之殊堪痛恨會員等良心未忍爲此合詞呈請察核俯念民命爲重准予咨請縣警所飭屬禁毀而重生命等情奉縣署批云查菴廟藥籤誤人最烈自應查禁銷毀除指令外相應備文咨請貴所長查照布告嚴禁以惠民命而謀幸福等由過所除布告嚴禁並分令外合令亟仰該警佐遵照（下略）

中華民國十年六月二十日出版
紹興醫藥學報第十一卷第六號
（原一百二十二期）

歡迎轉載

編輯者　紹興裘慶元吉生
發行者　紹興醫藥學報社
印刷者　紹興印刷局
分售處　各省各書坊

報價表

新報	全年	半年	一月	
冊數	十二冊	六冊	一冊	
定價	一元二	六角半	一角二	代派或一人獨定十份者八折五十份七折郵票抵洋九扣算空函恕復
舊報	一至十三期	十四至十七期	十八至四十四期	四十五至百十六期
定價	五角	三角	八角	每期一角
郵費	中國 加一成	日本台灣 加二成	南洋各埠 加三成	

廣告價表

等第	地位	一期	六期	十二期
特等	底面全頁	十元	五十四元	一百元
上等	正文前全頁	八元	四十三元	八十元
普通	正文後全頁	六元	三十二元	六十元

注意 所稱全頁卽中國式之一單面外國式之一配奇如登半頁照表減半算

外埠用郵票代洋寄社者注意

一 須油紙襯好

二 須固封掛號

三 以五釐郵票爲限

四 一百另五分代洋一元

零購本社發行書報章程

一　如欲購本社書報者可直接開明書目連銀寄至「浙江紹興城中紹興醫藥學報社」收

一　書價若干按加一成以作寄書郵費

一　書價與郵費可用郵局匯兌其章程問就近郵局便知

一　郵滙不通之處請購（五厘至三分為止）之郵票以一百零五分作大洋一元核定封入函中掛號寄下（郵票須用油紙夾襯）

一　一人購書報上五元者可將書價以九折核寄上十元者以八折核計零購無扣（購舊報及代售各書不在此例）

一　一人預定當年月報之上五份者可將報價以九折核計上十份者以八折核計

新印書目

本社出版書籍又有所增故特新印書目任人索閱本地面取外埠函索均即照奉不取分文

特約經理處

本社在各省發行書報藥品新訂特約經理處如下

奉天省城章福記書莊　餘姚北城內圖書公司

直隸滄縣春和堂藥店　杭州下皮市巷外瘍病院

福州南台同仁藥公司　奉天城中關東印書館

處州松陽城內何氏醫室　湖北當陽城中華楚公司

江蘇松江西門外查貢夫君　上海四馬路畫錦里大東書局

凡惠顧諸君在以上各處購買書報藥品與本社一律

紹興醫藥學報社啓

紹興醫藥學報

第十一卷第七號

中華民國郵政局特准掛號認爲新聞紙類

紹興醫藥學報

紹興醫藥學報

第十一卷第七號

第十一卷第七號

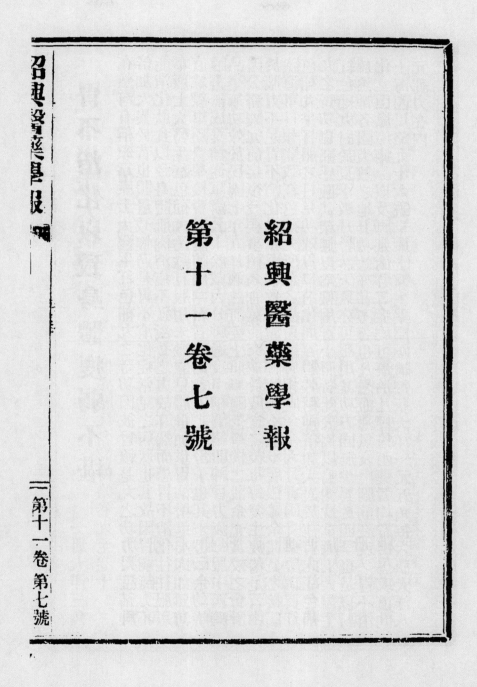

胃不消化以致身體瘦弱不堪

在熱河有稱頌韋廉士大醫生紅色補丸之奇功因彼曾賴是丸之功力得獲精神倍加大異於昔也體量減輕乃是胃不消化症常見之病狀也其故因胃弱無力不能消化飲食以致身體肌肉消瘦不獲滋養之力故耳然而患胃不消化往往服用韋廉士大醫生紅色補丸治愈且服用未幾立見體量加重胃納增進矣即如熱河直隸毅軍隨營學校會計處陳殿華君者亦治愈中之一份子也其來書云余幼時讀書無成棄儒從軍辦公十餘載因分神過度事稍繁緒即神昏力疲每服中西藥品毫無功效於民國七年九月適熱河姜上將軍隨營學校之設余充當校之會計因公務繁冗前疾復發視事稍久急莫能支並於飯食之後每每發生疲倦是皆由於腦力不足胃不消化之原因甚致身體減輕疲弱不堪步履艱難余甚憂之接閱陸海軍日報登載紅色補丸所愈之症與鄙病相同余今六月寄函貴藥房購買紅色補丸半打服之日見功效胃日消化面容體胖精神倍加大異於往昔此紅色補丸之奇功也鄙感激甚深無以爲報用寄小照特此表揚以鳴謝忱韋廉士大醫生紅色補丸對於夏季數月暑熱天氣亦可服用其功力固無少異於四季也是以對於熱帶各國炎熱之地其功效亦甚丕著也凡患血薄氣衰　腦筋衰殘　胃不消化　山嵐瘴瘧　以及脚氣衝心等症均可療治凡經售西藥者均有出售或直向上海四川路九十六號韋廉士醫生藥局函購每瓶大洋一元五角每六瓶大洋八元郵力在內

紹興醫藥學報第十一卷第七號（原一百廿三期）目次

論文

學術

吳批醫門棒喝

本書係家刻大版　用賽連紙印訂十六厚册　有淮陰吳鞠通先生評語數萬言合原有各評及本文計七八萬言　爲吾越先輩遺著中首屈一指之大部書又屬未見流行之秘本　經社友何廉臣先生序文述其概略（何序已刊本社發行百期增刊中）書早出版　六折特價百部　期限亦滿　每部大洋二圓八角　外埠加郵力一角五分　祗有紙印工本　故此後惠購者　須照足價寄洋　不再折扣

竹林女科

是書久爲海內人士所宗仰　其立方簡要　辨證精確　尤爲社會所嘉許　但是書原板早已毀於兵燹　坊間所翻售者　類皆斷簡殘篇　不能窺其全豹今於友人處購得抄本　翻印成帙　內分「調經」「安胎」「保產」「求嗣」四項　纖悉無遺　所願習是業者　手此一篇　祗須認證確切　不妨按方施治庶使天下閨閣女流　共登壽域　惟出書無多　購者從速　每部四厚册定價大八角　郵費五分

本艸思辨錄

吾越先輩周伯度先生著　家藏精刻本四厚册　中紙中裝　定價大洋八角加郵力七分五釐　此書素未印行　現有數十部　歸本社寄售　購者從速

論病家之自誤

慈谿新安江子卿

夫人之身不能免疾病惟善攝生者飲食有節起居有常不忘作勞形與神俱則榮衛周流六淫無自而入何病之有不善攝生者以酒爲漿以妄爲常起居不謹飲食失節形氣損傷六淫之邪相使則醫藥之道作矣故莊子有養生主篇蓋心爲吾身君主之官神明出焉養生者所以養此心也若修心養性之術既不能習於未病之先調攝保養之功又不能察於已病之際夫既病矣要須安常處順視富貴如浮雲恬澹心志怡養精神不忘想不遷怒不作勞卽有勿藥之喜若心猿意馬戚戚於功名孜孜於貨利瑣瑣煩惱汲汲榮辱病已在身心不在病或勞心或勞力而君主之官昧焉五神失位六賊內戕欲病之愈也得乎淸眞子曰大凡人臥病卽於胸前寫一死字則百般思慮俱息此心便得安靜勝如服藥此眞無上妙方也是故醫書云惟富貴之人從生至長無敢逆其意及其病也將不時所畜醫書看得一二便要誇

言立論考訂醫人以是爲非以非爲是倔强爭論不知病之淺深脈之虛實藥之寒溫若遇諂諛貪利之輩心先自歉拱手聽命惟言是從不敢折論妄投藥劑輕用針刀日久傳變遂致病者勢益危篤雖扁鵲復生不能治矣乃有直道醫人精思病源酌古准今冀一藥而愈以奏回生之功苟不見聽則飄然而去肯狥情哉又有病者不肯服藥煎成傾於地徒爲虛語應答反言醫之無功及至斃也眞情發露與醫何干故東坡先生有曰吾平生求醫已於平時默驗其工拙至於有疾必先盡告以所患而後使之診視使醫者了然知厥病之所從來庶病證先定於心而脉之疑似不能惑也故雖遇中醫療疾亦能常愈吾求疾愈而已豈以困醫爲事哉斯言眞警怵濟世之箴規也近世以來多隱所患而試驗醫之能否醫亦不屑下問挾巳之長而治其病從前至後其誤益多矣與病何尤實病家自誤之也故龍虎經云鍊得陰陽元氣足始知成立自虛無黃庭經云修眞之士窮造化之原知升降之路安神定息

一念不生湛然無欲其氣週流自然造化老子曰綿綿若存用之不勤太素曰出入廢則神機化滅升降息則氣立孤危因世人不知返本窮原之道故聖人指性命之根令人藏神聚氣還返往來歸根復命也故人之生也賦性於天養性於地百年之身從此可保內外之證何由而生故岐伯曰恬澹虛無病安從來一有拂鬱諸病生焉正謂此也養生之士宜詳察之並附六不治於後

驕恣不論平理一不治　輕命重財二不治　衣食不週三不治　陰陽並藏氣不足四不治　形瘦不能服藥五不治　信巫不信醫六不治

整頓中醫關係社會之管見

錢星石

風雨雷電雜然而至此天之變也疾病痛苦隨時而遇此人之變也擾擾社會芸芸衆生其誰能免乎病苟無醫者專司其職其將何以療之是故醫者爲社會保障之必需等諸軍警之防範與社會關係之密切有須臾不可或離者也迺者世界維新

提倡人道社會之於醫醫者之於病各宜重視尤當默察進化之理各顧公益之義求其眞實不事藻飾闢虛假謬妄之說移社會習尙之風庶幾社會漸臻良善醫者克盡職責推而言之亦卽國家轉弱爲强之一端也爰紓所見以供社會人之研究併以質之　吾道之關心於社會者

（二）世界進化之關係

國體變更於今十稔世界日見進化凡百學術羣起競爭非優勝卽劣敗此二十世紀之公例也溯自清末以迄今日西醫學之盛殆有一日千里而中醫學之衰一如曩昔此優勝劣敗之顯然者也雖然以學識論西之短者更有短於中中之長者亦有長於西而推其所以勝敗之故要亦不純在乎醫學之優劣而在於中醫競爭不力研究者之少廢弛者之多也吾嘗見夫逐利之徒無事則街坊亂奔臨診則信口哆談動輒詆某也不良某也不良一若良者舍其莫屬噫欺人自大君子不爲其自

信若此適足以昭其學之短其裝忙又若此豈復有研究之懷哉嗟乎大好同志覩等秦越不思切磋之益先存肥瘠之心機械之深莫吾中醫若也際茲醫界潮流吾中醫之研究者提倡者固不乏人而彼不良之份子充斥其間未始非一絕大之障礙雖有諸君子之大聲疾呼而彼渾渾噩噩者流猶未知憂患依然故技妄肆在社會開通之人思想日新久蒙其欺漸惡其劣於是揚西者日益衆抑中者日益多因之而西之短者亦占優勝中之長者共歸劣敗丁此世界進化之秋長此不振難免淘汰前者中醫有欲廢之說睹之而竊嘗浩嘆焉然則欲挽中學之沉淪考試取締誠爲要舉奈其不獲遽行何然亦必先轉移社會之心理則可嗚呼黃帝絕學數千年來遞嬗至今爲中國最古之國粹國粹之存沒繫乎天下之興亡凡吾社會諸君子有愛國之懷者請以重西學之心先重國學爲始況現今醫學會各處組織濟濟人才得此中學之長者處不乏人惟欲免彼不良之欺則當從事於鑑別

（二）眞實鑑別之關係

鑑別云者必求眞實名譽之盛者未必足恃診例之昂者類多欺妄蓋世之名實相爭者固不乏人而有名失實者何處無之天下事大率皆然固不獨醫之一端已也故從事鑑別必須切實求之求之維何觀其行審其學考其曾經治驗之多寡察其對病議論之誠僞辨其心之粗細識其胆之大小誠如是則良否之判明如然犀雖然普通之人奚能見解到此則亦不妨聽之輿論問之知者雖仍屬耳食盲從然亦未始非聊勝於不鑑別者苟能循是以行不啻病者受益抑且足以激勵醫家促進其研究之心夫天下無不可教之人也彼爲衣食計者爲名譽計者待其實逼處此則迷者自悟昏者自醒從此發揚蹈厲闕未窺之堂奧急起直追作今後之南針共拾醫學之墜緒未爲晚也小子不敏狂言誑讝自知難逃　方家之譏然吾聞諸言者無罪聞之足戒於是敢放膽直書書之之意豈得已哉

診治與衛生必並行說

錢星石

古之爲人子者必知醫以防父母之疾也顧今世則不然學各有門習各有專學者商者於醫學皆茫然莫辨雖有好學之士能窺一二然舉世滔滔知者實尠有者知而不明反掣醫家之肘是則知而不知不知之爲愈也雖然不知醫理尚有醫者專司其職至若講求衛生則爲人人所不可缺者蓋無病而不衛生足以致疾有病而不衛生每多與醫藥相反更足以重其病而至於死病者往往不自知其過而輒歸咎於醫生豈不冤哉夫醫者司其診治之權病者謹其衛生之職各有其責必相輔而並行焉苟忽其一未有不僨事者也邇來社會雖漸改良而社會上於衛生之常識尙慮缺乏鄙人不敏敢說簡單之衛生法於下（欲求詳細須閱各家著述）願諸君一垂聽焉

衛生之道不一有社會有家庭有個人有未病有已病一言以蔽之曰淸潔知節明

理而已矣吾今且從個人而言之如飲食不節起居無恒縱慾過度內竭其精暴喜暴怒傷陽傷陰多愁善鬱內損七情衣服不潔濁氣害清居處污濁呼吸病生貪逸憚勞血脈不靈凡此種種皆未病而不衛生難免致疾其能愼之可以却病苟病矣其衛生之法更有重於未病之前然一病有一病之衛生法隨症制宜不勝縷舉綜而言之醫者之勸告不可不詳疾病之痛苦莫自諱藏緩病不可求急效就醫不可不信仰知而不明毋自主張野傳丹方切勿亂嘗迷信神權妄服灰香熱毒蓄積終必遭殃如能不犯上述之弊則病體之受益實非淺鮮

醫難

和縣高思潛

現在有一種人，一沒了事，就讀熟幾部鄙陋的醫書；無論自己是什麼出身；居然也掛一個牌子，出幾張廣告，竟替人治起病來了．他的心理，以爲：「醫學是容易的，醫生是人人都可以充當的．」所以就這般率爾操刀，以人命爲兒戲．他也不曉得天下的事，只有醫是最難的．所以我特地著醫難一篇，給他們看看，他們若能覺悟，就算是他們那個地方的幸福了！

周禮：「醫師，上士二人，下士二人．食醫，中士二人．疾醫，中士八人．瘍醫，下士八人．」周朝制度，醫必用士人充當，這又是什麼緣故呢？不是因爲他的程度，能夠研究古來的學術嗎？曲禮說：「醫不三世，不服其藥．」疏引又說：「三世者：一曰黃帝針灸，二曰神農本草，三曰素女脈訣．」許叔微亦言三世是三代之書，是醫必通古來的學術了．但是他對於古來學術，淺嘗卽止，不肯廢多大光陰深究，還是不行，所以孔子說：「人而無恒，不可以作……醫．」能深究了，苦不能變化，就成了一個讀死書的迂腐，必定要像楊泉物理論所說的：「其智能宣暢曲解，……處虛實之分，定順逆之理，原疾量藥，貫微達幽．」這種樣子，才能副着醫生的名實哩．雖然，學識還是枝葉，德行方爲根本，吳鞠通醫德論說：「無德以統才，則才爲跋扈之才，實足以敗。有德者，必有不忍人之心，不忍人之心油然而出，必力學誠求其所謂才者。」可見德是醫的第一事了。故物理論說：「夫醫者；非仁愛不可託；非聰明達理不可任；非廉潔淳廉不可信。」照這樣看來，醫生之難，不難於上靑天嗎？

汪瑟安對吳鞠通說：「醫非神聖不能。」吳氏亦說：「醫非上智不能。」葉天士臨終誥誡他的兒子道：「醫可爲而不可爲，必天資靈敏，讀萬卷書，而後可濟世。不然，鮮有不殺人者，是以藥餌爲刀刃也。」這些說話的，何等闓闢，何等痛快。一般醫生，看了這話，不知當有何種感想。

「救人心，做不得謀生計。做不來，寧可改業營生，免得按律取締」這是徐洄溪行醫嘆的一個結尾，我把他抄來，做個贈言罷。

疾病之今昔觀

江都徐效青

昔有人語於余曰仲景傷寒論非溫病書余始而信繼而疑終乃不然內經云今夫熱病者皆傷寒之類也又難經云傷寒有五有中風有傷寒有熱病有溫病有濕溫仲景立傷寒二字名書統諸感證言也後世不察羣疑仲景詳於傷寒略於溫病所謂知其一不知其二迄於今日竟有蘇派漢派之分又謂古方不合今病其實似是而非不過今時之溫病較多於傷寒耳例如古時所有也今時亦有焉烟古時所無也今時則有焉雅片古時所無今時則有煤油古時所無今時所有以及火柴口鹹電燈汽火車一切新發明之物皆古之時一一所未有而今之時一一皆有焉此數物者無一而非激烈慓悍之性損人陰液耗人眞氣人皆習焉不察隱蒙其毒溫病之多職是故也今時之業醫者既不善讀仲景書又不勤求古訓但知傷寒之皮毛以臨近時之溫病取法立方宜其不合遂倡議傷寒論非治溫病書豈不厚誣古人

乎

庸醫釋

古黔王蘭遠

中庸云庸平常也醫之平常一遇大症畏首畏尾只得用平平常常之藥養癰貽患莊子云爲是不用而寓諸庸庸又通用言當用而不用有是症而不用是藥僅能用其所用之藥以誤人生命書舜典有能奮庸熙帝之載庸又訓功醫生貪功之心重不研究學術專尚諂媚以人參平淡之藥而邀功於富貴視一切毒藥有病病當胆小如鼠不敢選用詩王風我生之初尚無庸箋云庸勞也好爲醫外之勞不爲醫中之勞勞於拍馬屁也勞於吹牛屌也勞於奔走勢利也其甚者勞於戲蒲樗勞於抽鴉片種種嗜好勞心勞力而醫中之生理病理診斷治療配藥處方未嘗一勞其神以爲醫界光直謂之庸愚之醫庸而且愚之醫生以社會人之生命付託之眞輕如草芥矣

液亦爲能融解食物之物質・當含澱粉食物下咽至胃時，其一部分蓋已消化矣・

第三節　食管Oesphagus

食物被嚼，爲唾液所濕潤後，舌乃推向咽喉・在咽喉之前部爲一氣管Windpipe，空氣卽由是管吸入體中・在氣管之後，又有食管，口與胃爲此管所連接・食物吞下時，卽通過此管以達於胃者也・食時如對客譚笑，食物將誤入氣管，而致氣息壅塞者，往往有之・

氣管管上有一小門，當食物下咽時，所以遮蓋氣管之口部，并助食物至食管者也；至平常時，則開以通空氣・

頭之截面圖Ⅰ示口，咽喉……之關係・

1…舌　2…咽喉　3…喉頭　4…氣管　5…食管

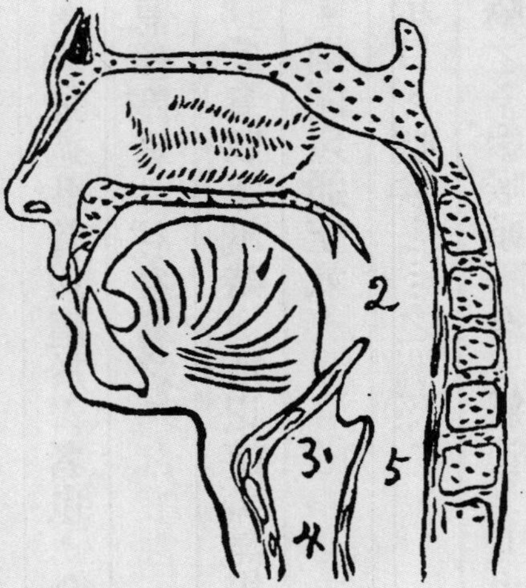

第四節 胃Stomach

胃爲囊狀，位於食管下部，偏在體之左・成人之胃，每餐時，其容量約有三派姆忒Pint（一派姆忒合我國三合一勺有奇，三派姆忒計之，則近一升）之多・胃與食管中間隔一小蓋，防護食物入胃後，不再上逆至食管・胃之下端，亦有一蓋，所以免食物離胃之時間過速者也。

食物咀嚼完畢，納入食管後，卽入胃中；經數秒鐘，胃之筋肉，漸漸運動，開始爲消化之工作，以壓窄食物。如凝結之乳皮，受胃之壓窄，乃變而爲柔軟矣。

第五節　胃之分泌物—胃液Gastric Juice

胃壁有無數之腺，與口內之唾液腺相當。每腺極似有口之小瓶，其口皆向胃之內壁，傾出一種流質於胃；此流質頗含酸性，卽著名之胃液是也。食物在胃中，胃乃轉動此無數胃液腺以爲工作；而胃液腺當轉動時，注出胃液與食物混和，使食物之大部分，融解消化，變爲柔軟細爛之物質焉。

第六節　小腸Small Intestine

食物通過胃而至小腸之上端，小腸爲一長二十五呎，直徑自一吋至二吋之管，盤繞於腹部中，作用與口，胃同，亦分泌一種液質以柔軟消化食物·食物經小腸之消化後，變爲微白色之流質·食物消化後，成爲流質時，藉血液以送至身體需滋養之各部分·心之跳躍，四肢之運動，皆食物輔助之力·然食物如何能入血液？此其故因腸壁上滿覆以指針狀之小凸部，極似纖細之棉絨線，附着於腸之表皮者也·腸壁上附着之小指針，約有數百萬之多，滿充微細之血脈管·當消化完畢之食物，緩緩經過小腸時，卽入微血管與血液混和，隨之流動·血液循環身體各部時，消化之食物，得藉以傳達焉·

第七節　肝Liver與肝之分泌物

市上肉舖中，讀者或嘗見牛或小牛之肝臟矣；如或未見，可向屠夫一詢其狀·吾人體內之肝，與牛極似，其色深紅，爲體內各臟之最大者·成人之肝，重約四磅Pound（按磅爲英國重量名，每磅合我國關秤十二兩，四磅計之，當有關秤四十八兩也．）位於體之右，常分泌流質曰膽液Bile（譯者按膽液色青黄，肝由血液中取得之，平時貯于膽囊中．）當食物由胃至腸，正在消化時，膽液注入腸中，與食物混和以爲消化者也．

第八節 脺Pancreas與脺之分泌物

脺爲一細長之腺，位於胃下，能分泌脺液 Pancreatic Fluid，爲消化食物所必需．

第九節 殘渣物Waste

食物被血液吸收後，留於腸中而不能消化者，皆謂之殘渣物．

第十節 大腸Large Intestine

殘渣物與不能消化之物質，由小腸以運至大腸．大腸亦爲管狀，與小腸相類；惟直徑較粗，而長不逮小腸遠甚，僅五呎耳。殘渣物卽由是以洩之體外；大腸與小腸，合名之曰腸臟Bowels。

消化機關圖

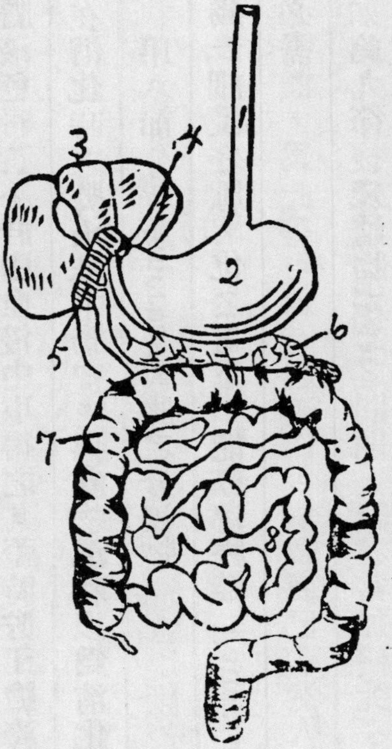

1……食管（或譯食道）
2……胃
3……肝
4……胃與小腸上端相連處之小蓋
5……肝與脺之口
6……脺
7……大腸
8……小腸

第十一節　消化之進行

消化之情形，略如上述；吾人當更進而爲全部消化進行之概論曰：

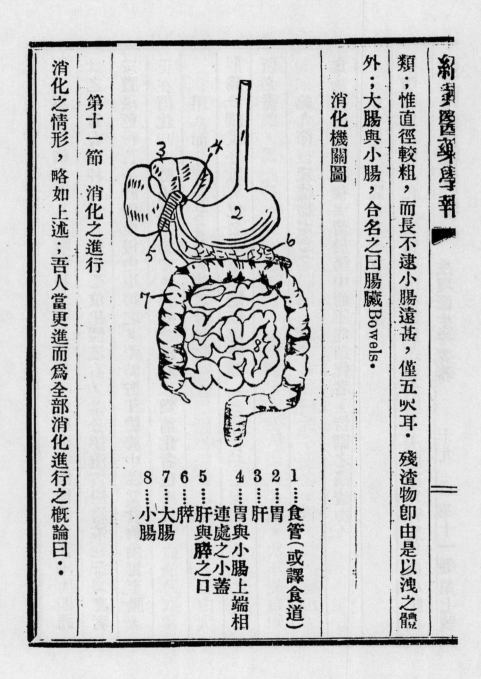

『麵包塊切爲薄片，嚼碎後，一部分被唾液所混；然後從氣管上面，通過食管而至於胃；在胃中受消化性液（胃液）之作用，變爲柔軟細爛之物質；經一二小時後，胃之小端開其蓋，送食物於小腸；肝所分泌之膽䐂，乃混和之於小腸中；且受脺液之浸潤，變爲微白色流質，血液乃取其有用之部分，運至身體各部需滋養之機官；厥後賸餘之殘渣物，乃由大腸洩諸體外，消化之進行，於以告終。』

吾人身體，爲此等可驚奇之工作，無時或巳；然人設無疾病，决不能自知其如此。今後『食物消化』之問題，讀者當加研究；要之，舌，齒，唾液，胃，腸等，吾人如保衛得法，胥能爲良好之工作也。

第十章 良好之消化與保衛之道

食物有「易消化」，「次消化」，「難消化」之分，玆將日常食物中依其消化之難易，臚舉於下：

食物消化表

易消化之食物	次消化之食物	難消化之食物
米	熟燉之蛋	凡油煎或炒之食物
澱粉類	燉番薯	菽豆　豌豆
乳汁	燉羊肉	煎菜
凉麵包	炙羊肉	燻豬肉
半生泡蛋	炙牛肉	燻鴨
焙番薯	烤豬肉	燉鮭魚
鱉魚		牛乳餅　乾牛酪

煑鰣魚		
生牡蠣		
烤燔肉		
煑牛肉		
燉雛鷄		
炙火鷄		
炙鵝		

人常在空曠之地，爲活動之工作者，實無物足以傷害其消化力，故其胃强健。反之，平時於胃，保衞不適，致胃力減弱，人常爲胃所困亂者，是名『消化不良Dyspeptics』。食物食之過量，或以不宜食之物爲食，或食之太快

，凡此者，皆爲消化不良之大原因。

讀者已知難消化之食物如菽豆豌豆者，含滋養料頗豐，能適當而食，殊益人體。上表卽明示何類食物，當食之極慎；換言之，卽何類食物，每餐當宜少食，而於食時，尤宜咀嚼至細者也。

第十一章　齒—齒之變動與注意

第一節　齒之變動

齒爲骨質所成，其外表包有琺瑯質 Enamel；琺瑯質者，爲身體各部中最堅硬之物質，與陶器外表之釉藥極似。吾人如傾沸水於瓷盤，其釉藥將致碎裂；納熱物於口中，猶之咀嚼堅硬之食物，頗足使齒之琺瑯質破損焉。琺瑯質之表部爲齒骨，齒骨內有纖細之開口處，微血管與神經纖維，卽由是以通入齒內；故齒之最內部，質至柔軟，與外包堅硬之琺瑯質較，相差遠甚，設一旦琺瑯質破損，或腐爛，則柔軟之內部，侵蝕易易矣。

吾人手指受傷，致指甲脫落時，新指甲將生以代之；齒則不然，畢生僅有二副。其第一副齒，當乳孩生後六月至八月始生，一齒生後，他齒繼之；進至二歲，口內齒數，約近二十。

兒童長至七歲，乳齒開始脫下，第二副之齒，繼之生長，即於脫下之位置上，重生不變易之長成齒；尚有新齒，於十二或十三歲時發生；至二十歲，乃生最後之四粒智齒Wisdom Tooth，故固定齒之數，約三十有二粒，如受損害而脫落，則不克復生矣。

就口腔內齒之位置而言，在前方之齒，細而銳，專司嚙切食物；在兩旁者，闊而大，食物之咀嚼研磨，胥利賴之。前者其數有八，上下各四，附於上下牙床，謂之門齒Incisors或曰切齒Scissors。與門齒相近者，謂之犬齒。

anine or doy tooth·旁於犬齒者，爲雙頭齒Bi—cuspid or two-pointed tooth·餘則爲臼齒Molar，或曰磨齒Grinding tooth·讀者試將「磨者」Miller與「磨齒」二字之關係一思之，則此齒之名爲磨齒，其意義蓋可恍然；磨者所以化粒穀爲粉，而磨齒對於人體之工作，即研磨食物者也·

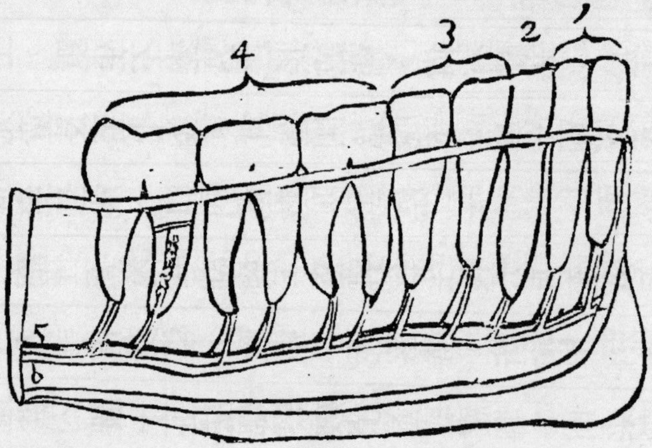

圖爲下牙牀之一旁，（即下牙牀二分之一）表明齒之固定位置·

1……門齒二粒
2……犬齒一粒
3……雙頭齒二粒
4……下臼齒三粒（臼齒之末後一粒常稱爲智齒）
5……血管
6……神經

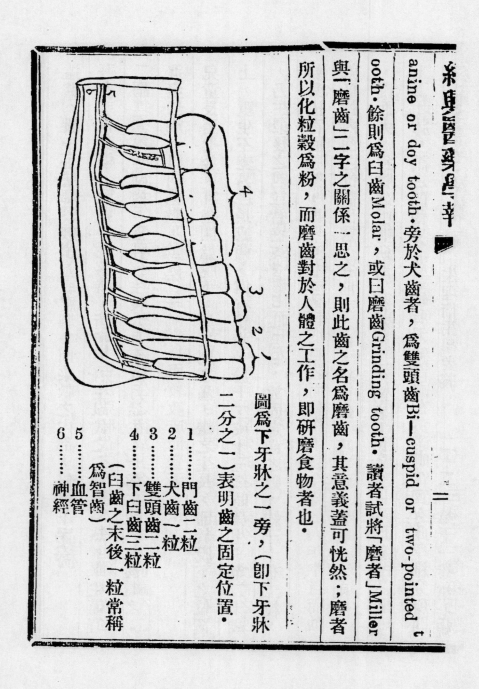

內經上古天眞論今義

陳守眞稿

天眞者人之本性也上古天眞論者論上古洪荒時代之人之本性也維其人之本性不失故得長生此篇之要旨在討論長生之術故其名爲上古天眞論

昔在黃帝生而神靈弱而能言幼而徇齊長而敦敏成而登天

守眞謹案黃帝內經一書專記述黃帝與岐伯問答之語考古者定爲戰國時韓諸公子所作此節葢追記其初生時之神明孱弱時之能語幼時發育之速長則敏達而有信功成則物化而升天

迺問于天師曰余聞上古之人春秋皆度百歲而動作不衰今時之人年半百而動作皆衰者時世異耶人將失之耶

守眞謹案西人衛生之學列爲專門舉國人民皆粗識之中國則邃古以來知醫學者未嘗及此也今觀黃帝所云知吾國在黃帝時代實有此學細究所問

及後節岐伯之所答者精義妙道溢於言表苟能持其學而精衍之未必遜於西人惜乎黃帝而後絕少研究遂致此道中絕矣

守眞又案上古洪荒時代之人民壽命直至百數且動作不衰及黃帝時之人民年祇半百動作皆衰相沿至今而今世之人無活潑之氣象無勇敢之精神無沈雄强毅之魄力半生萎廢年無半百已夭折矣與黃帝時之人年半百而動作始衰者又不可以同日語也

岐伯對曰上古之人其知道者法於陰陽和於術數

守眞謹案啓玄子原註曰「知道謂修養之道也夫陰陽者天地之常道術數者保生之大倫故修養者必謹先之」

守眞又案陰陽五行之說怪誕支離不可窮詰因古之爲醫者必兼習巫（本於古醫字從巫）類入陰陽家一派至今堪輿左道猶深印其說洪荒時代之

人民知修養之道者遵循於生尅制化之理順合於趨吉避凶之術故必法於陰陽和於術數矣然此等學識以今日科學家之眼光觀之可笑孰甚而不知其精義深堪味焉夫其知道者法於天地間之常道和於保生命之大倫處處防之務謹冀有益乎陰精陽氣正與近世宗教家之修養精神期得益於靈魂上同一說也

食飲有節

守眞謹案食以充飢飲以解渴飢而後食渴而後飲不飢則不食不渴則不飲此養生之常道也反是則腸胃受傷養生實傷生矣於形體究何益哉近世衛生家有「日常所用之飲食物須適可而止不可過多又不可無定時若過多又無定時則消化器受意外之工作無益有害等云云……」卽本此說

起居有常

守眞謹案書有云「出入起居罔有不欽」蓋起居有常者謂人之飲食寢興皆當守一定之常法也

不妄作勞

守眞謹案近世生理學家言「吾人腦中有一種無價之寶名曰愛耐盧尼實一切活力之本營吾人之所以能研究新理想擔荷大事業者皆賴於此物焉此物者不愛惜之不可不愛惜則妄耗費於無用之地而其原力日以減殺太愛惜之又不可太愛惜則厝置於無用之地而本能無從發達」故人生於世當常使此愛耐盧尼運用有節不宜妄作勞役也

故能形與神俱而盡終其天年度百歲乃去

守眞謹案人之外形內神因食飲有節制起居有常度操作有定時可以達百齡而盡其天然之年壽以善終

今時之人不然也

守眞謹案黄帝時代之人民無修養之功飽食終日無所用心寄頓其心思於無用之地故其志氣日以銷沈體質日以羸弱厥異於洪荒時代之人民矣

以酒爲漿

守眞謹案酒之主要成分名曰酒精西名阿爾科爾有劇烈的興奮作用能害人之五臟促短壽命其害不可勝言豈可以作漿飲耶

守眞又案近世曲學阿附之士因嗜酒而每以酒爲應酬朋友之佳品爲筵席上所必不可省以其能生快感散鬱氣且中醫有賴之以爲藥引者故嚴鬪酒精有害之説沈溺於飲而不知此正以酒爲漿也其害可勝言哉

以妄爲常

守眞謹案墨子兼愛上篇之説云「視人之寶若其寶誰竊視人身若其身誰

賊視人家若其家誰亂視人國若其國誰攻」蓋愛人者必出以眞誠心將有以達到利人之目的也苟爾爾者假公益以濟其私排擠同類則舉世皆尙虛僞輕信善諸圖利謀名以至可寶貴之精神而竟在墮落人格之地步上用功使軀殼受無形之欠缺豈不可惜雖軀殼上之生命尙可偸生數十年然後半世之名譽之生命上應享之權利幸福或因此消滅而以謂虛妄爲常寡信於人者可乎漢司馬光曰「修心以正」淸曾文正公曰「（上略）……敬字切近之效尤在能固人肌膚之會筋骸之束莊敬日强安肆日偸皆自然之徵應雖有衰年病軀一遇壇廟獻祭之時戰陣危急之際亦不覺神爲之悚氣爲之振斯足知使人身强矣若人無衆寡事無大小一一恭敬不敢懈怠則身體之强健又何疑乎」此正悔人以主敬不可以妄爲常之大論

醉以入房

守眞謹案人之所以異於禽獸者以其能辨善惡耳故可以稱爲萬物之至靈者也然當腦海受酒精之激刺後一切惡念因之而起淫亂生而禮義文理遂亡順情從性犯分亂理無微不至與禽獸又何以異也況乘醉以入房則淫邪之慾念達到騰沸之時輾轉貪戀無克制之能力矣若過於色慾而斲傷身體其害甚大此世人之所當速戒有不容緩者

以慾竭其精以耗散其眞不知持滿不時御神務快其心逆於生樂起居無節故半百而衰也

守眞謹案人之精氣枯竭眞元耗散則萬事一齊都了正兵家所謂「暮氣」物理學家所謂「惰力」之候也不知持滿之道以致精力衰退不克振作不能御神以致眞元耗散加以不能遂其虛妄之心又處於此生無樂處可言之境地起居又無常節精枯力竭簡直是已逢「暮氣」與「惰力」襲合之候矣故半百

而衰也

夫上古聖人之教下也皆謂之虛邪賊風避之有時

陳修園云夫上古聖人之教下也謂教民避害也虛邪卽不正之邪賊風卽虛鄉之風守眞謹案舊派之哲學家多言陰陽理氣故上古聖人皆教民以順合於陰陽以避虛邪賊風

恬澹虛無眞氣從之精神內守病安從來

守眞謹案此節提出內守精神之說爲今世人唯一良藥是驅病魔求長生之不二法門

是以志閑而少欲心安而不懼形勞而不倦氣從以順各從其欲皆得所願

守眞謹案上古之人深得修養之道內息思慮不作欲念外無仇讐方寸泰然精神內守不消靡於無用之處各能順其天眞且志閑而無奢妄之慾念其所

願之目的故易達也

故美其食順其服樂其俗高下不相慕其民故曰朴是以嗜欲不能勞其目淫邪不能惑其心愚智賢不肖不懼於物故合於道所以能年皆度百歲而動作不衰者以其德全不違也

守眞謹案上古之民恬澹自適質朴安素不爲物欲所蔽安居樂俗各隨其性之所好合於養生之大道其道德無所虧缺者也英國哲學家達爾文氏有曰「萬物互相競爭惟適者乃能生存」是可知人生世上貴適意爾上古之民各適己意故能年度百歲動作不衰

帝曰人年老而無子者材力盡耶將天數然也

守眞謹案此古代研究生殖之通論也讀此知黃帝之關切下民意旨深矣

岐伯曰女子七歲腎氣盛齒更髮長

守眞謹案此女子發育之初期也女子發育之初期在七歲左右腎氣方盛骨堅血足乳齒始脫落永久齒乃逐漸發生髮孔中毛髮着生處之細胞又分生愈多故毛髮亦逐漸增長

二七而天癸至任脈通大衝脈盛月事以時下故有子

守眞謹案此女子發育之次期發情之初期也女子發情之初期大抵在十三歲至十六歲之間當此期中女子全身之器質發育已徧卵巢中之卵珠月月成熟移入子宮此時卵巢充滿血液與子宮之血管皆甚飽充故陰部非常炎熾及其卵珠脫去炎熾愈達極點於是血液溢出故此溢出之血液即卵巢之作用也苟卵巢之作用不稱其職則身體之變化不生雖在發育期間仍與處女無異

守眞又案任脈衝脈皆起於胞中與督脈陽維陰維陽蹻陰蹻等共爲奇經八

脈此八脈與胞男女皆有在男子則衝任與胞爲化精之所惟運而行之故陽氣應日而一舉在女子則衝任與胞實爲受胎之處惟停而止之故陰血應月而一下一月三十日不失其期按時而下故有子也

三七腎氣平均故眞牙生而長極

守眞謹案「腎主骨齒者骨餘」女子在二十一歲左右腎氣平均智識大開近根之眞牙亦生矣眞牙又名智牙卽永久齒之最後生者

四七筋骨堅髮長極身體盛壯

守眞謹案此女子盛壯之時代也過此時期則不復發育故在此時期中月經按時而下筋骨勁强毛髮着生處之細胞亦停止其分生之能力故髮巳長極不復再長

五七陽明脈衰面始焦髮始墮

守眞謹案陽明胃脈也女子當此時期中胃之消化力衰弱故食慾頓減食物藉消化而變成之血液亦少血管中因少循環之血故面色焦黄毛髮墮落矣

六七三陽脈衰於上面皆焦髮始白

守眞謹案女子在四十二歲左右五藏六腑漸失其本能故面色呈焦黄狀毛髮變爲白色矣

七七任脈虛太衝脈衰少天癸竭地道不通故形壞而無子也

守眞謹案此女子經期閉止之期也當此之時卵巢中不復有卵珠脫入子宮陰部不復發熱血液不再溢下因月經閉止故不能生育

丈夫八歲腎氣實齒更髮長

守眞謹案此男子發育之初期也男子發育之初期在八歲左右約早女子二年在此期中精神充實乳齒脫落更以新齒髮亦增長

守眞又案毛髮係生於頭部之髮孔中髮孔之底部有一高起之部分名曰毛核毛髮卽著生於是處此毛核通有血管及腦腺更有數特別製油之腺能製出油腺以潤頭髮此油腺皆吸收自血液中故血氣不足者髮不油潤且極短少吾國人近來程度日高男女皆尙剪髮蓋毛髮一長毛核間陳舊之油極易阻塞則毛髮不能生長頭部無護衛之具不能抵禦寒氣矣

二八腎氣盛天癸至精氣溢瀉陰陽和故能生子

守眞謹案此爲男子之發情期男子當此期中生殖器漸次發育能行生殖之實非若幼小時之生殖器僅具泌尿之能力也此發情期大約在十六歲左右生殖器現柔軟弛緩之狀態至春情發動卽堅硬而向前突出其在交媾時射精蟲入女陰內始能生子惟精蟲亦必在此期中產生又天地間獨陽不生獨陰不長故必陰陽和而萬物始生

三八腎氣平均筋骨勁强故眞牙生而長極

守眞謹案男子之永久齒大約在二十四歲左右發生當此期中男子春情極盛

四八筋骨隆盛肌肉滿壯

守眞謹案男子逾此期後身體不復發育故在三十二歲左右之男子發育正達極點

五八腎氣衰髮墮齒稿

守眞謹案男子至四十歲因腎氣衰血少故齒髮墮落

六八陽氣衰竭於上面焦髮鬢頒白

守眞謹案此亦因血液之循環力衰故四十八歲左右之男子面多焦黄髮多頒白

七八肝氣衰筋不能動天癸竭精少腎藏衰形體皆極

守眞謹案此男子精蟲全滅之期也當此期中男子之春情必不强盛肝主之筋因肝氣衰而不能動腎主之骨因腎藏衰遂亦疲極

八八則齒髮去

守眞謹案六十餘歲之老人因年老血枯故齒由枯稿而歸於墮髮由頒白而歸於落

腎者主水受五臟六腑之精而藏之故五臟盛乃能瀉今五臟皆衰筋骨解墮天癸盡矣故髮鬢白身體重行步不正而無子耳

守眞謹案食物入胃經消化而變成血液遂由血脈系之各種器管在全體各處循環流轉以榮美人身之各種器質若人在老年之時則血液衰少漸失其循環之能力故身體重行步不正不能生子

帝曰有其年已老而有子者何也

守眞謹案此爲研究老年生子之大道

岐伯曰此其天壽過度氣脈常通而腎氣有餘也

守眞謹案某新聞紙記者通訊云「世界進化醫學亦隨之進化近頃以來長生不老之發明頗足以驚動世界蓋最古之醫理以爲人老則生殖機能衰退二十世紀以前決無有反對者乃柏林醫學博士斯塔因那哈氏忽於無意中發現一長生不老法其所得之成績完全與舊日醫理相反蓋人生之衰老乃由於生殖機能之衰退故以去勢之衰老動物另取他動物之睪丸移殖於其腹中則仍能恢復其元氣現美國佛洛翁氏及日本山尾氏繼續研究益有進步據其所說明謂以少壯動物之睪丸及卵巢而移殖於老人之腹內可以立時强壯與少年無異且言移殖之法只須將睪丸及卵巢磨爲液體而用注射

法行之其效力相同內中所用之睪丸卵巢以猿類爲上兎類次之蓋猿爲人祖故也記者偶以此種大發明問諸某醫學博士博士言植物衰老乃由有生殖機能之關係人之衰老亦復如是今試以八十之老人而與少壯之小孩同居一牀其老人吸小孩元氣漸次强旺所謂最古之學理然對於扶助還元之原則亦於此中發現十年前德國學者早有此論惜試驗之方法未能完善僅得少許之成績今由諸方面之詳細實驗兪得美滿之結果故老年還童之法可以見諸施行也云云」觀於此則可知人類長生之術全在於腎氣有餘也

此雖有子男不過盡八八女不過盡七七而天地之精氣皆竭矣

守眞謹案人類春情發動期及全滅期因食慾行爲有遲速之異故有年巳老而精蟲尚未全滅仍能生子者且其食慾尙健經脉亦常流通如條頓族人民至老猶壯者是

守眞又案歐洲條頓族人民結婚最遲三十始娶其民族老而益壯强健無匹我國人不知早婚之弊故特以身體衰弱聞於全球

守眞又案先天不足後天培補之說故斷定先天雖弱如在後天珍攝得宜亦必能使其天壽過度不能拘泥於八八七七之說也

帝曰夫道者年皆百數能生子乎

守眞謹案此覆得道之人卽我國古代講究淸淨寂滅者明修短之理識造化之機其壽可達百數

岐伯曰夫道者能却老而全神形年雖壽能生子也

守眞謹案上古講淸靜寂滅之人修養精神增益形身腎氣充足故年雖老能生子也

黃帝曰余聞上古有眞人者提挈天地把握陰陽呼吸精氣獨力守神肌肉若一故

能壽敝天地無有終時此其道生

守眞謹案我國古代科學未曾昌明故其說多寖入空虛使後人閱之如墜五里霧中此節以守眞繹之則所謂之眞人實一上古時研究衛生得良好之結果者循陰陽術數以養生呼炭氣而吸養氣使精神守於舍至老而肌肉不衰宛如少年

中古之時有至人者淳德全道和於陰陽調於四時去世離俗積精全神遊行天地之間視聽八達之外此蓋益其壽命而彊者也亦歸於眞人

守眞謹案此中古時代之衛生家修德愼行和陰陽之理調四時之氣寄頓其心思於世俗虛假光榮之外積精養神修煉本眞亦能益其壽命

其次有聖人者處天地之和從八風之理適嗜欲於世俗之間無恚嗔之心行不欲離於世舉不欲觀於俗外不勞形於事內無思想之患以恬愉爲務以自得爲功形

體不敝精神不散亦可以百數

守眞謹案此亦古代之衛生家消遙自適如莊周輩主自然之說者是

其次有賢人者法則天地象似日月辨列星辰逆從陰陽分別四時將從上古合同於道亦可使益壽而有極時

守眞謹案此亦古代衛生家之修養說也古代衛生家之言修養率以恬淡虛無調和陰陽爲主凡恬淡虛無調和陰陽之人必得長生

讀景岳質疑錄書後

和縣高思潛

這是張氏最後的著作，不像早年偏重溫補．他說：「治病如權衡高下輕重，隨時變通．若偏矯一說，禍人不淺．」又說：「……則予之說，要亦可議而未有當焉者也．」這明明地曉得自己也有未當的地方，並且就像還有懺悔的意思．

本書的特色，在『正名』。他說：「正其名，辨其證。」又說：「凡治病，必正證之名，名不正，則治療無據矣。」他本着這個『正名』的宗旨，所以古代名家，像劉，李，朱，張諸人，說的稍有偏著，他就不憚煩兒諄諄的辨駁了。

俞嘉言氏先議病後議藥之說，爲後世所推崇，我疑惑他受了『正名』的影響，從「名不正則治療無據」生出來的，但我沒有證據，所以就不能堅持。至於『正名』和『議病』，一樣特色，一樣有價値，我敢斷言。

張氏雖老，還孜孜的求到正當的地方，本書之醇正，實夠表示他晚年的所學。紀曉嵐氏閱微草堂筆記有一則說：「張景岳之末流，未施四診，先談人參之功。」這一班人，辜負他的先生多多了。

、陸九芝論醫宗必讀血證篇書後　張山雷

醫宗必讀一書議論甚庸本無出色當行之處以視士材三書確非一人手筆而吳會醫家習聞李氏鼎鼎大名無不人手一編寶若兎園册子極意摹仿醫學那不日趨謭陋此坊賈託名謀利之害人禍誠不淺願近世著述家尙無有直闢其僞者九芝引圖書集成士材論治血證一條以徵實必讀治血竟與李氏所見不符則是書之爲僞託無疑所謂快藥下之一語以治凡百血症固有語病惟血逆上行爲吐爲衄者自宜導之下降庶幾氣火漸平而後血乃可止且也血既離其經隧而妄行失道則經絡中必有淤滯不通可知苟非導淤宣通則後來之血仍不能循其常道而血何由止士材所論桃仁大黄行血破瘀折其銳氣洵是失血家正本清源之要訣惟能如是而後可使不發可使不成爲虚勞彼夫見血止血或且慮其虚而日以滋補爲事者適以助其壅塞激其復來而頻年不已漸入勞怯矣醫家之庸病家之厄可不懼哉

中國醫史研究社簡章

定名　本社以研究中國古來各醫家學說之得失及其異同之原因進退之理由爲宗旨故定名爲中國醫史研究社

目的　編輯中國醫學史

事業　醫史未編輯以前發行一種定期或不定期刊物以爲編輯醫史之預備但經費如不充足此議卽作罷論

社員　具下列資格者卽可繕具詳細履歷及住址入社爲社員

學識俱充曾經發表文件於各報者

自願研究醫史協助本社進行者

自願以財力援助本社者

社費　本社社員概不收取社費其一切雜費及刋印醫學史經費皆歸發起人擔

任
但有捐助本社發行刊物者本社亦表歡迎
職員　本社一律平等不設會長職員等名目其一切職務均由發起人擔任
義務　社員之義務如下
應本社諮詢各件
借本社以各種醫籍
代本社訪求各種醫籍
權利　社員之權利如下
發表文件於本社之出版物中
姓氏刊入中國醫史研究社社員題名錄
應徵得獎品

應徵諸君姓氏依投稿之多寡分定先後附於醫學史後以表永久之紀念

消息 倘本社發行之刋物不能實現者卽假紹興醫藥學報及該報之星期增刋爲交通機關

會址 本社暫假安徽和縣姥鎭西街南烈帝巷內高宅爲通訊處一切函件請卽寄該處交高思潛收無悞

附則 本簡章如有未妥善處當隨時刪改再行布告

發起人 高思潛 來天民 高惟祺

中國醫史研究社徵求醫史材料條例

體例 以胡適中國哲學史爲準

範圍 如下列

各名家詳細歷史

各名家學說貫通的記述

各名家學說得失之批評異同之原因

各醫書批評及考證

疾病史及學科史

規則　如下列

議論務求翔實公允

脫離陰陽五行範圍

引書須載原書篇目

以三十二格十二行之紙書之

字跡不得潦草

不拘文言白話

披露　收到到次第刊登本社出版之刊物中如本社經費不足致不克發行者即商紹興醫藥學報另闢醫史研究一欄登載之

但不合格者恕不刊載亦不檢還

酬贈　一經選錄俟本書出版後即按名贈優待卷或書數部（以投稿之多少定酬贈之豐菲）

惟本書將分四次以上出全其酬贈品亦按該期投稿多寡而定

通信　安徽和縣姥鎮西街高思潛

截止　以本書付印時為截止日期屆時再行通告

中醫生反對取締之文章

（青年社）中醫生鍾錫玢等因衛生局訂定中醫生註冊章程特呈請省署令行將案注銷茲探得其文云呈為取締中醫礙難舉行聯懇將案注銷以利民生而存國

粹事竊維中醫之學肇自上古傳人有代統系昭然學術已入專門民生久資利賴數千年來未嘗爲社會所擯棄迺近閱市政公報第九號內載中醫生註册章程經醫界同人集合全體迭加討論僉稱所佈章程殊多窒礙固不能揚清激濁恐易致於沉淪敢將摧殘醫學之導線爲省長陳之蓋百藝有勸懲淘鎔與淘汰本合爲一事若偏重於取締之要務豈中醫無可植之材況我國醫術非不輸於外洋醫書亦多傳於外國寰球且知信仰竟不見容於廣州市一隅恐醫士淪胥歲値數千萬之藥物亦有連帶之關係尤宜統籌兼顧者若謂從寬鑑定許以政府認可之美名似於醫藥前途無大損豈知創舉一成爲事實當以將來之利害爲前提假如取締寬則但求無觸十一條之規定皆合格究何益於市民之生命取締嚴則必超出於十一條之規定方合格豈盡合市民之心理倘若不寬不嚴是謂無定格徒亂市民之背向且學識可衡其優劣經驗難榜其短長一是莫衷醫門已習慣乎聚訟加以情

同左祖是逼其自殘數百萬生靈奚從依託至若强其信背顯然爲淵毆魚剏値兵燹餘生理宜與民休息方今市政萌芽之始厲施苛酷之章於醫學將絕未絕之秋諒不忍斷其縷末則無論如何去取皆表面上之具文於實際上實無價値也試近而證以香港租借地對於中醫亦無取締之條變夏之謀幸毋入轂綜此以觀此種章程實難公認中醫仝人縱絕跡於廣州市而不足惜竊恐民命有累卵之危國粹達沉淪之痛迫得聯籲鈞署迅予飭令市政廳轉行衛生局將案注銷以利民生而存國粹云云

南洋醫俗談屑

何約明

襄讀月刊列社友醫俗諸作其間所言祈神方服巫藥及僞託仙術等事幾於無地無之可見吾國醫藥之不振與良由民智未開醫藥程度之不普及故此迷信日深牢不可破則甚矣習俗之移人也其可慨也夫茲將南洋僑胞醫俗調查一二異點

略述如左

（一）六味湯（沙參玉竹淮山藥百合蓮子薏米芡實茯苓元肉）粵人呼爲清補涼閩粵人通常以爲煲甜湯及煲豬肉之用

（一）七星茶（鈎藤蟬退蘇葉薄荷山查麥芽檳榔杷葉風葱乾鳳凰退地龍乾燈芯花）閩粵人通常以爲兒科疎風解熱之用

（一）清涼茶（元參乾葛茅根淡竹生地麥冬桑白皮車前草夏枯花）潮人以爲解暑之用如（犀牛皮生地天冬昆布海藻海帶夏枯花鹿含草千張紙）則粵人以爲清涼解毒之用者也

（一）拉雜茶（鬼羽箭榕樹鬚鴨脚皮苦瓜乾地膽頭車前草白茶餅檳榔尖杧果核）粵人以爲消風解熱之用潮人亦有用之者

（一）去濕飲（萆薢赤小豆薏米赤茯苓豬苓澤瀉廣木通扁豆白通草）粵人專以

爲煲粥去濕之用

（一）四神飲（炒淮山藥白茯苓蓮子芡實）除蓮子名爲三神閩人以爲兒科健脾之用

（一）三合冬（沙參天冬麥冬）福州人以爲清凉之用

（一）閩人常餌以爲補品者（炙黃耆當歸淮牛膝黑杜仲桂枝枸杞）或以之燉鷄或以之煲豬脚或煲水服不拘

（一）粵人常餌以爲補品者（熟地杞子炙黃耆黨參淮山藥茯神龍眼肉南杏仁）大抵煲水服爲多亦有以之燉鴨者除熟地元肉南杏

（一）閩人服杜仲用黑粵人用生潮人用炒

（一）閩人服藥最忌熟地潮人則最喜熟地

右列各端雖不足言乎醫俗然以資談助藉此覘夫僑胞心理所趨之不同想亦

海內諸君子所樂聞也

蘭谿公立中醫專門學校第二次招生簡章

一宗旨　以研究古今名家學說參考藥物功效折衷經驗不倚不偏養成切實有用之醫學人才爲宗旨

二校址　蘭谿北門外下卡嚴氏花園

三學額　本校第一班額定五十名今屆初次預科畢業續招第二班預科生額定正取八十名備取若干名

四年限　預科二年正科三年共以五年爲畢業期限惟爲愼重學術計如至畢業時間有程度不能及格者得酌量留校實習一二年

五年齡　入校年齡在十六歲以上二十六歲以下

六資格　高等小學校畢業文理淸楚者或有相當程度者均試驗入校其有中學

卒業文憑者免試

七試驗科目　國文

八納費　學費每學期十元膳費每學期十四元雜費每年二元講義費每年四元均於上下二學期始業時一律繳齊方得隨班上課

九保證　新生試驗時隨繳保證金五元錄取者於學費內扣除不取者發還取而開課不到者不還卽以備取生遞補其有中學畢業證書者應於報名時隨繳保證金凡錄取諸生於揭曉後一律邀同保證人到校塡寫入學志願書及保證書但保證人始終須負完全責任以昭愼重

十課本　本校敎授各科學均由敎員博采古今成法尋繹往哲精華編成講義不尙空論切實發揮務期坐而能言者必起而能行用之有效一洗古人書中侈談理想玉巵無當之弊

十一教授程序　自國文外分生理學衛生學病理學診察學藥物學藥劑學診斷學七大綱循序漸進挈醫學之要領不以內外女幼等分析科目庶幾學者能得其會通不致株守一科自劃界限

十二授課程序

預科第一年　國文　內經難經摘要　生理學　衛生學　新編醫學各種歌括

預科第二年　國文　仲聖傷寒論　金匱要略摘要　病理學　診斷學　新編醫學各種歌括

正科第一年　國文　藥物學　藥劑學　內科傷寒溫熱病診斷學　內科雜病診斷學

正科第二年　國文　藥物學　藥劑學　內科雜病診斷學　外科診斷學

病院實習 製藥實習

正科第三年 內科咽喉口舌耳目病診斷學 外科診斷學 女科幼科診斷學 病院實習 製藥實習

十三畢業 預科卒業試驗及格給予證書升入正科正科卒業試驗及格給予證書彙呈地方行政長官立案

十四附立醫院 本校於正科第二學年開始時附立醫院爲學生實地練習之所

十五試驗日期 本校續招預科插班生四十名隨到隨考以陽曆七月十五日至八月十五截止

十六試驗地點 蘭谿北門外本校

附則 遠處如嫌投考不便准變通辦法須由該生本邑勸學所備函保送以高小畢業爲合格

中華全國醫藥衛生協會會員錄（六）

何鴻慈字志仁年四十住浙江諸暨泉坂村先嚴諱鈞巖業儒知醫余髫齡卽繞膝承歡趨庭受敎先嚴嘗謂余曰丈夫不能攀桂步雲立功濟世當精醫術以活人此二語余書紳不失及長奮志鵬雲乃不數年科舉停而中道趦趄遂一志於醫冀成家君之志焚膏繼晷兀兀窮年簡練以揣摩至光緒丙午年舍親曾子壽君要余懸壺阮市自問於醫道雖略有心得深恐未窺全豹不免貽笑方家故每一臨診如臨淵履冰乃蒙該處士商之謬贊以薄技而得虛譽洎乎光復因家君衰老束裝東歸問安視膳而終家君餘年設診寒齋以盡桑梓之誼恒念未得名師敎授深恐有闕見聞乃徧索名賢著作私淑諸人今承同志葛介人君介紹入中華全國醫藥衛生協會蒙裘吉生夫子采及葑菲遵章入會現爲盡會中一分子之義務每逢二八日施診於距敝地十里許楓鎭之商會內

中華民國十年七月二十日出版

紹興醫藥學報第十一卷第七號

（原一百二十三期）

歡迎轉載

編輯者　紹興裘慶元吉生

發行者　紹興醫藥學報社

印刷者　紹興印刷局

分售處　各省各書坊

紹興醫藥學報　第十一卷第七號

報價表

新報	全年	半年	一月	代派或一人獨定十份者八折五十份七折郵票抵洋九扣算空函恕復
冊數	十二冊	六冊	一冊	
定價	一元二	六角半	一角二	

舊報	一至十三期	十四至十七期	十八至四十四期	四十五至百十六期
定價	五角	三角	八角	每期一角

郵費	中國	日本台灣	南洋各埠
	加一成	加二成	加三成

廣告價表

等第	地位	一期	六期	十二期
特等	底面全頁	十元	五十四元	一百元
上等	正文前全頁	八元	四十三元	八十元
普通	正文後全頁	六元	三十二元	六十元
注意	所稱全頁即中國式之一單面外國式之一配奇如登半頁照表減半算			

外埠用郵票代洋寄社者注意

一 須油紙襯好

二 須固封掛號

三 以五釐郵票爲限

四 一百另五分代洋一元

零購本社發行書報章程

一如欲購本社書報者可直接開明書目連銀寄至「浙江紹興城中紹興醫藥學報社」收

一書價若干按加一成以作寄書郵費

一書價與郵費可用郵局匯兌其章程問就近郵局便知

一郵滙不通之處請購（五厘至三分爲止）之郵票以一百零五分作大洋一元核定封入函中掛號寄下（郵票須用油紙夾襯）

一一人購書報上五元者可將書價以九折核寄上十元者以八折核計零購無扣（購舊報及代售各書不在此例）

一一人預定當年月報之上五份者可將報價以九折核計上十份者以八折核計

紹興醫藥學報

第十一卷第八號

中華民國郵政局特准掛號認爲新聞紙類

紹興醫藥學報

第十一卷第八號

紹興醫藥學報

第十一卷八號

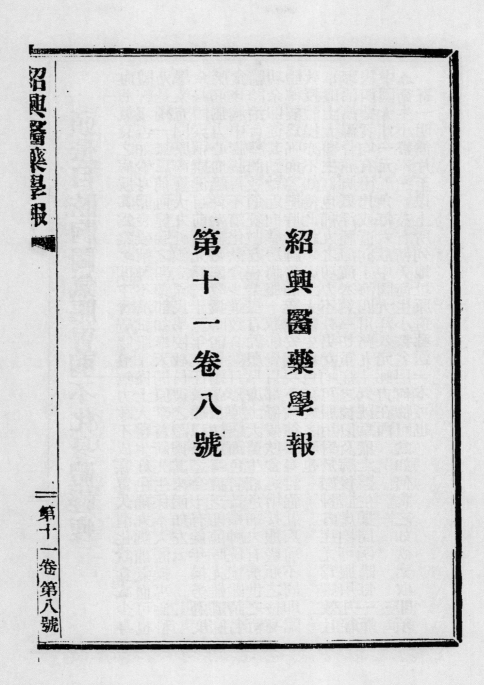

頭暈目眩胸悶氣脹胃弱不化身體輕瘦

血薄氣衰之病狀甚爲衆多閣下曾覺腦筋無力睡不成寐胃失消化飲食減少身體輕瘦否如覺身體衰殘精神不濟試服韋廉士大醫生紅色補丸調補氣血可也乃是獨一無二補血健腦之聖藥即如奉天開原李首新先生係奉天體操專修科畢業充開原南鎮大九社鎮立國民學校教員彼之證據其來函如左云

余身體素稱康健自前清光緒三十三年充任教職以來迄今十有餘年操勞過度腦筋無力心血虧耗殆盡每臨教授時即覺頭暈目眩週身疲乏即臨睡尤難成寐食後胸中膨脹胃不消化飲食少進致身軀日形瘦弱面色靑黃精神恍惚雖請名醫診治百藥罔效適經敝友程柴二君勸服韋廉士大醫生紅色補丸有濟世之奇功余即從其勸就近向藥房購服一瓶即覺胃部舒暢飲食進增接服數瓶之後身體轉弱爲强面容肥胖精神倍加夜能安眠現下較往年身體强壯與前不同即臨教授體操亦不知倦此皆韋廉士大醫生紅色補丸之功也

韋廉士大醫生紅色補丸之功力不分男女均可服用對於婦科各症尤爲靈效且專治瘋濕骨痛脚氣浮腫癉癘寒熱一切重症之後以及病後體虛均可服用凡經售西藥者均有出售或直向上海四川路九十六號韋廉士醫生藥局函購每一瓶中國大洋一元五角每六瓶中國大洋八元郵力在內

△衛生小書奉送　茲有精美衛生小書名曰何物可食如何食之如欲索取即須寄一明信片至以上所列地址原班郵送一本可也

張山雷中醫函授學社廣告

鄙人編輯醫學於今八年承同志不棄許爲自有心得集古今之精蘊以實驗爲發明洗盡糢糊疑似之弊去年來蘭主任公立中醫專校課程分生理學診察學病理學藥物學藥劑學診斷學六大綱握內外女幼四科之全不以內外分科自落小家伎倆近以索稿者多爰於本校附設中醫函授學社各科講義用毛邊佳紙大本印行簡章如左

科目　六大綱悉同本校

畢業　三學年六學期

試驗　學期試驗　畢業試驗

質問　函問疑義隨時詳答

學費　每學期八元郵滙可達講義郵費不加郵票代銀通例九五

始業　本年夏曆七月

通信處　浙江蘭溪縣北門外公立中醫專門學校

張山雷印行醫學叢書月刊廣告

鄙人纂輯醫學各種歷時漸久成就日多近主任蘭江醫校辱承　舊雨訊問愧無以報自思揣稿不少一時付印力亦未逮且必須一手校勘又尠暇晷而聽其束置破籠心所不甘爰議印行月刊用中國毛邊紙大本精印應幾可觀月出兩冊每冊必在百頁以外約四五種按期聯續誓不間斷藉以就正有道希圖教益惟工料日昴定零售每一冊收銀四角全年以廿四冊爲則預定全年收銀八元預定半年四元四角（各種書目詳七十三期星刊）

通信處浙省蘭溪公立中醫專校

（附則）蘭邑郵滙已通如用郵票九五通例若要掛號寄書先備郵費

本社發行星期增刊每年五十期預定全年大洋六角外埠郵寄每期加帶力五厘自去年始刋一號至五十號已再版彙訂二大厚册定價大洋一元帶力七分五厘今年已出至八十五期如未定閱者五十一起尙可補寄

紹興醫藥學報社啓

新到代售書

繪圖辨舌指南六册　洋二元
衷中參西錄二册　洋一元五角
叢桂草堂醫草二册　洋三角
虛勞要旨二册　洋四角
雷氏全書（木刻大版）　洋二元
王孟英簡敏方（木刻大版）　洋六角
汪刻愼疾芻言（木刻大版）　洋二角
育兒與衛生二册　洋四角五分
最新中等生理敎科書一册　洋四角
最新生理衛生敎科書一册洋二角半
簡明生理學一册　洋一角半

紹興醫藥學報社啓

吾醫藥界同道願得一有利之副業乎

▲請代售皮膚百病之唯一靈藥

皮膚之病夥矣如疥癬癩瘡等之種種疾患推其原因無一非皮膚缺乏成分微菌繁殖其間之所致其爲患也初則搔癢難忍皮膚燥裂繼則腐爛腫痛膿水淋漓不但作事不便行動爲難抑且令人易於憎惡春夏之間傳染更易星星之火足致燎原本醫院發明之皮膚萬靈膏已二十餘年銷路甚廣成效卓著有收濕解毒之長殺蟲滅菌之專能凡皮膚諸病搽之即除誠保護皮膚之健將也現在各省皆有經理代售者願各醫生各藥店及患皮膚諸病者購試之定價每盒實洋三角外埠函購郵票可以代洋另加寄費一成如各地醫生藥房商號願大數批發代售者自當即班函知奉告代售章程

總發行所紹興北海橋裘氏醫院

紹興醫藥學報第十一卷第八號(原一百廿四期)目次

論文

紹興醫藥學報　二

學術

（一）生理衛生學要義（續一百二十三期）　潘文源譯

（二）中國胎生學　和縣高思潛

雜著

（一）醫事聞見錄（續一百二十三期）

杭州醫學公會核復杭州地方審判廳廳長公函

中華全國醫藥衛生協會會員錄（七）

浙江省長公署指令第八五三一號

浙江省取締醫生暫行規則

（二）通訊（續一百二十一期）

致無錫周小農君函　和縣高思潛

吳批醫門棒喝

本書係家刻大版　用賽連紙印訂十六厚册　有淮陰吳鞠通先生評語數萬言合原有各評及本文計七八萬言　爲吾越先輩遺著中　首屈一指之大部書又屬未見流行之秘本　經社友何廉臣先生序文述其概略（何序已刊本社發行百期增刊中）書早出版　六折特價百部　期限亦滿　每部大洋二圓八角　外埠加郵力一角五分　祗有紙印工本　故此後惠購者　須照足價寄洋　不再折扣

竹林女科

是書久爲海內人士所宗仰　其立方簡要　辨證精確　尤爲社會所嘉許　但是書原板　早已毀於兵燹　坊間所翻售者　類皆斷簡殘篇　不能窺其全豹今於友人處購得抄本　翻印成帙　內分「調經」「安胎」「保產」「求嗣」四項　纖悉無遺　所願習是業者　手此一篇　祇須認證確切　不妨按方施治庶使天下閨閣女流　共登壽域　惟出書無多　購者從速　每部四厚册定價大八角　郵費五分

本艸思辨錄

吾越先輩周百度先生著　家藏精刻本四厚册　中紙中裝　定價大洋八角加郵力七分五釐　此書素未印行　現有數十部歸本社寄售　購者從速

醫宜備緊要藥品說

周鎮

古時醫家應用之藥皆屬自備自宋以後僅疏一方藥則取之肆中近世藥肆甚多然有通弊藥之奇貴及丸散之不常用者悉不願備間有備者則或以收貯之不當卽霉且爛矣甚則無者不實告缺少以僞亂眞（猶憶在滬時有戚季渠母體虛肝旺挾積用更衣丸服之大泄危殊味其餘丸並不極苦乃藥店以別丸替代之誤也）服之其害可勝道哉且藥肆可靠者大都在城中鄉僻之地而遇極險惡之症將至城中取藥乎俟藥至而人已垂斃往往有之然醫生不備藥之風已久驟改之亦甚不便可先以藥品之生僻及爲肆中所無者預合密藏庶不致遇極險惡症茫然手足無措旣不絕藥肆之生涯且符內經司氣備物則無遺主矣之旨然乎否乎請同道實行之

刋行醫籍爲光揮國學第一要義

周逢儒

處今四千載後而能知四千載以來之制度學術變遷相遞之迹了然於心目中者非歷代史記及後賢著述之流傳乎然歷代相遺之著述使能風行全國家弦戶誦者以削簡而易印刷歷代改良流傳進步之益也司馬遷之爲史記其言皆有深意非徒稱述功德而已也如扁鵲倉公置之列傳中其卓識誠不可及昔曾文正公論史遷扁鵲倉公傳其意以爲倉扁細民遷之繁稱累牘爲非法豈不淺之乎測史遷哉余讀歷代名醫傳未嘗不廢書而歎也自扁倉後代有明哲如張仲景者誠所謂卓然成一家之言萃衆人之長者矣同時有華陀滌腸妙術亦可資後人研究剖割治病以補湯藥所不及惜其術不傳後世雖有能此者難及其萬一耳余所重可感者吾國醫學自黃帝岐伯等後唐虞夏中尠無稱述雖有周之扁鵲漢之倉公其事詳載於史記然年移代革其所述或不能盡通其旨（如倉公之診籍等不能確解）惟仲景著傷寒雜病論一書歷晉南北朝隋唐宋遼金元明以迄於淸僅寥寥數百

人耶且無著述者居大半間有僅列其人姓名里貫斯則史官失之最近爲清代耳目較近何是傳僅列數十人豈其餘皆無可取耶如吾無錫一邑明清之名醫列於邑志者亦數十人（著述亦多惜流行於世者甚少抑以醫爲細術其子若孫改而之他若祖若父之心得任其散佚抑自無貲刊行以致遺失乎）他邑之志乘類此者諒不乏記載以全國計之奚啻數千萬人而傳中僅數十人者其何故乎印刷之艱成書之難交通不便社會輕視爲醫學前途障礙一大原因也然醫學一科關係一國之强弱非末技也故前賢之心得有益於學問者皆宜力謀流傳爲急務善夫日人片倉元周之言曰凡有助於救蒼生者速上木以廣其傳按日本是時印刷仍須雕版非若今之有影印排印之法而孜孜不倦舍他事不顧而惟著書刻書其志亦仁矣哉今紹興醫藥學報社本此意旨所刊行者皆前賢所述或近人名著要皆有益於醫藥學者也然發前賢所未刊之著述及已刊而失傳者一一舉行其功不

綦大歟語云藏書不如讀書讀書不如刻書讀書祇以爲己刻書可以澤人上以壽作書之精神下以惠後來之沾溉紹社同人聞此言當愈增其魄力決心而毅然不稍退懈卽吾全國之同志亦當流通醫籍爲己任則醫學庶幾蒸蒸而日上而發國學之瑞光焉（刊行書籍不獨醫學爲然無論各學術皆準此凡一國之學術進步與退步消滅與光大一視印刷品多寡爲比例亦必有發明心得者爲尊貴否則陳陳相因空費紙墨而已）

說暑令衛生之宜慎

前人

昔人有言使天僅有三時而無夏則疾病且少享壽自長旨哉言乎誠以溽暑蒸騰不特起居不便稍有不慎疾病於是乎蠭湧而起故西人往往挈家避暑高山吾國勞動之人居多日謀一飽尚且不暇遑云避暑間有一二富家仿而爲之若平民甕戶蝸居不能浮瓜沈李每屆夏秋中暑伏暑等症時有所聞亦有因烈日遠行路熱

侵飢遽飲冰水或驟進瓜果以遏其暑邪有露臥納涼至於子夜更闌露冷涼透肌膚之中即發爲霍亂暑溫至秋或成伏暑瘧痢等症觀此則人處此氣交中過熱旣不可貪涼亦成疾造化弄人抑何甚也然天運之循環四時之遞嬗萬物之生成終不虛設苟使有春秋冬而無夏不僅吾人絕養生之路如米豆之類而百穀之不秀不實秋收歉薄居溫帶者另換一番景象矣（錫有夏月不熱五穀不結之諺）人之受暑蘊熱熱蘊汗出故經曰暑當與汗皆出勿止言暑日當汗勿反止之遏熱於內令其甚也夫夏暑多病皆人背其養生之道而致非天時之過也誠能熱極不以冷遏納涼夜不露臥庭中口不嗜瓜果油膩勿雜進常以節飲食愼興居未雨綢繆明哲保身則以上諸疾或可却之矣

按暑疾天日與地濕交相而成故向西之室日射最熾而以樓居爲最熱古云夏不登樓良有以也又穢濕之地濕熱薰蒸人處其中口鼻呼吸其熱弊亦至多生

危險癘疫是以居室宜以有窗櫺流通空氣凉爽爲尙至卑濕之地常洒石灰或藥水以滅黴菌此亦夏日衛生者所宜知也

醫譚

歙縣胡天宗

醫道與儒道相爲流通者也通乎儒不通乎醫容可已斷未有通乎醫而不通乎儒者也徒通乎醫者庸工也兼通乎儒者上工也世以醫名者志醫非志儒曷可言醫耶古醫難而今反易今醫著而古醫反晦矣良可慨也

任醫須擇賢者而於危急之際尤不可苟宵小之輩本來無術妄衒己長好翻人案不幸遇之多致惑亂是非生命關係不淺一知半解本無眞見只認皮毛鼓事外之口吻撓反掌之安危東垣謂之病魔危急之際庸妄偏多疑似之秋紛紜錯亂一着之謬疾如斷弦甚可畏也

病之生也匪伊朝夕寒暑傷形苦竭心思於名利作息無度忍飢竭蹶以圖謀勉强

妄作暗消磨於神疲力盡之中疾病顚危多傷殘於無術庸醫之手病有緩急效有遲速以遲病求速效則速欲易醫易醫則甚多而高明甚少庸淺誤事少不勝多事必敗

孔子愼疾可怪世間多有病人親友故舊交遊接踵問疾者其人曾不經事不讀方書未精醫理胸中了了詐作明能談說異端或言虛或道實或云風或說氣紛紛謬論種種不同破壞病人心意不知孰是孰非遷延未就時不待人歘然致禍睪然鉗口此段情態今時尤甚可不畏哉

迷信事業與衛生事業

和縣高思潛

每年到七八月，各地方，不是都要舉行甚麼打醮出會等例典嗎？推原他們的心理，是以爲這種事業，有保平安，驅疫鬼的偉大能力，所以就不惜虛糜鉅欵．其實他們的思想，錯了！大錯了！

平安由於講求衛生，疾病由於不講求衛生，凡稍爲有點常識的人，都能知道．何嘗疾病是由於鬼？平安是由於神呢？

我且把這一筆欵項算一下—每縣至少有二十個鎭市，每市至少有十個鄉村，城分十部，鎭分五部，鄉作一部，合將起來，一縣共有三百一十部之多．每部打醮一次，平均以六十元計算，—有打醮一次，需洋萬元者，此以普通言．—共計之，必需洋一萬八千六百元．城和鎭出會一次，每次作二百元計算，—有出會一次，需洋數萬者，此以普通言．—又需洋四千二百元．總算起來，一縣之中，這種迷信的花費，每年至少在兩萬元以上．擲有用之欵於無謂之地，不大可惜嗎？

若把這宗鉅欵，移辦衛生事業，那成績就大可觀了．例如辦「通俗衛生演講所」「醫藥衛生淺報」各一所，發表普通衛生知識．設立「時疫醫院」，或「時疫送診所」，治療一般人民疾病．未病的有所預防，既病的有所救治，就是有疫鬼，也未必敢入境，況絕沒有呢？

去年本報上，關於此等文件，也曾發表過數次．無奈言者諄諄，聽者藐藐．所以我今年預先作這一篇，促迷信事業提倡的人反省．

讀紹興醫報星期增刊感言

常熟張汝偉

讀近數期紹興醫社之星期增刊喜而不寐者數日何以言之蓋提倡者多而我醫之智識日見其發達也南通張嗇公提倡藥經廣聘名流集貲巨萬將來蔚成大有可觀和縣高思潛提倡醫史討論至理折衷問難斯書一出紙貴洛陽蘭谿方肇元憫小兒疾苦徵求良方保赤之功亦匪淺鮮各抱濟世之忱同爲蒼生造福宜其爲之喜而不寐然吾又有懼夫醫學之事貴乎公開泰山不嫌土壤河海不擇細流大舜尙下詢於芻蕘周公猶吐哺以待士誠有見於愚者千慮必有一得也嗇公先生

位尊望極挾貲辦事固然易成然未免目空一切腐蛆之中有神妙則不暇記焉余前曾奉函向索意見書竟置之於不聞不見於此可見一斑吾之懼也一

夫醫中之聖首推仲景以後劉李朱張各執一是其實皆宗仲景苟能融一會通已用之不盡自喻薛吳葉諸家出醫風一變大江以南惟溫病之是圖從前行路艱難信息不通故治法亦南北迥殊今則水陸交通朝在北而暮在南治法更宜融洽然本地醫治本地人之疾固易治客路人卽難見其功此由于不通天時地理水土稟賦之故當今論醫莫亟以採各地風俗何處多山何處多水性質之悍弱食量之多寡爲最要若僅僅以論前賢之陳跡履詆其是非吾之懼也二

不然何以陳修園一書江南曾少寓目而北人奉爲圭臬葉氏指南吳氏條辨北方少閱此書而南人奉守不輟醫史之輯非集各地人之心得斷乎其不可也未知高君以爲何如

小兒之症不外風痰驚三者數朝之內其病尤劇所謂臍風鎖口等等救力雖多又恐效於此而不效於彼余曾奉效方數則確是實驗過來未知刊行之後別處得能見效與否又不可必是以益惴惴懼也

醫士道

歙縣胡天宗

可笑世醫治病捉影捕風以依稀爲實據膠柱鼓瑟以呆套爲神良劑已大謬尙懸懸而計效方或偶合反忽忽而自疑藥已暗傷尤嫌處劑之輕功本將臻反欲更端以治妄牽章句何知權變靈通拘執成方不解隨時活潑總出格致功疎尋源學淺終朝圭圭白首有如童穉

可嘆世醫用藥不識對脈審症俗云菓子藥隨手拈來爲害最大人謂其至穩至當不知其係凶係毒輕淺之病原不可藥而全醫以菓子藥與之卽任爲己功若重症遇之多致遷延無救且謂如此等藥豈能殺人反得藉口謝過而病家亦無從怨尤

嗚呼其害可勝言哉菓子藥者平淡無去病之藥也在醫人不可用心在病人無可疑畏旁人亦無班駁易醫更無詆毁非之無可舉也刺之無可刺也孔子所謂德之賊也豈知病人性命所繫匪輕生死攸關愼重一概置之不問尙自詡詡得意曰此王道也吁吾恐病人登鬼錄矣

可惱世醫不識症即不識用藥恐藥味稍厚卽與病不對必顯露弊端失名失利故用不寒不熱不攻不補不着痛癢之菓子藥與之可以僥倖意外之功欺世盜名蒼生遭枉莫此爲甚

可恨時醫遇富貴則加詳愼殊不知學識本淺無可詳愼必欲作遲徊思索閉目點首曲作愼重之態使富貴感其愼重之意而主顧不失獲利必多試問富貴貧賤性命則一遇貧賤索診則輕忽之或此告而回答他人或屢問而目視他處或資輕略開藥味或哀言而兇言唐突使抱病而來反增病而去此勢利小人醫中之最毒也

第二節 齒之注意

吾人欲圖齒之健康，當有適宜之方法以保護之；設損壞而脫落，則吾人一生，將在無齒之生活中，或鑲假齒以代，困苦可知矣．故吾人於晨際或夜間未臨床時，當用柔軟之齒刷，洗滌清潔；每餐後，嵌留於齒縫中之，食物小片，以牙簽剔去之．製牙簽之材料，其質不宜較木材或羽管爲堅，最佳者，以强硬之絲線製之．如覺齒上有腐爛之小斑點，或齒痛時，宜速延齒醫診驗．

齒所咀嚼之食物，其質略堅固者較極柔軟者爲適合，保齒之重要點，卽咀嚼適宜之食物而已．吾人於齒而能亘久保護，則齒將永保其健康與一生以俱亡焉．

第十二章 食物如何環運身體

固體食物，吾人食後，經消化之作用，變而爲液體，以入於血，此則前數章中已言之。然而血液運送消化之食物於身體各部中，其情狀若何？請更進而一究之。

凡液體不能上逆而流，此爲吾人所習知，故血液自身，僅能由腿部順流至足，决不願上溯於腦。然曷由而入於腦乎？此蓋被吸使然，猶井水之由於唧筒（卽抽水機）之抽引，上升至於地面也。

第一節 心 Hoart

心者，卽人類身體中之唧筒，形似楊梅，體積約與吾人之握拳相若；有大小二端：大端位於胸腔之中心；小端下向，略偏於左。

讀者試置手於自身之胸前部，（須略偏左，其地位與腋下相平行）則覺心之跳躍，極爲明晰；如靜以聽之，則聞「帖克，託克—帖克，託克，Tick,toc k—tick,tock,」之聲，相繼而發，有如辰鐘。「託克，」之聲發後，跳躍略停息，卽心之休息時間也；約半鈔鐘，「帖克，」之聲，復繼之進行。每一「帖克，託克，」間，心乃收縮一次，與吾人壓榨檸檬，使其汁傾出相似。此收縮作用，謂之『心之跳躍』。吾人之腦與體幹，得於睡覺時充分休息；心之跳躍，無時或巳，雖在睡覺，亦不停其工作也。

第二節　烟心 Tobacco Heart

此『烟心』一字，讀者曾聞及乎？凡人之有烟癖者，其心之跳躍，通常較不吸烟者爲快，巳在不健康之狀態中，故特錫名曰『烟心』。

今人之吸紙烟者，最足促成其烟心，或致他種病害，無論經營各種商業，實業者，欲其有成，胥當與紙烟絕緣。彼卓越之商店及事務室中，聘請新職員當初蒞任時，必問：『君吸紙烟否？』，如曰：『是』，則立時謝却，是蓋商人之覺悟，彼染烟毒者，心臟必病，可逆料其决不能爲良好健全之工作矣。欲圖身心健康者，其於紙烟，可不戒哉！

第三節 脈搏Pulse

血在血管中之跳躍運動，是謂『脈搏』。讀者欲審血之跳躍，可按一手之指於他手腕上，或按於兩耳之前部及額之兩旁太陽穴處，皆能察其上下波動之狀。成人心臟，每分鐘跳動約七十二次，兒童則較此爲速。吾人測定心臟跳躍之速率，即依手觸脈搏之次數而爲標準者也。讀者靜坐許時後，試用一錶，精密計算一分鐘內之脈搏，即可知每分鐘心之自然跳躍數爲何。如在室內快跑二三次後，再精密計算之，則知脈搏因運動而加速；換言之，快跑後，每分鐘心之跳躍次數，當較靜坐後爲加多也。

第四節 血Blood

血之色澤，讀者當巳知之，毋待贅述。吾人頰上唇間泛紅色者，是即血內含有紅色故也。

血之大部，爲水所成，故頗與水相似；其流質之部分，實毫無色澤。讀者當知清潔之水，透明無色，然一入沙潭中，視之立現黃櫻色，此蓋數千百細粒之黃沙，混入其中，使之變爲黃櫻色也。身體內之血亦然，本無色澤，其所以現紅色者，特有數千百萬細小而帶赤色之質點，含育於其中耳。此細小帶赤色之質點，形圓而扁平，略似辨士Penny（英國銅幣），名曰「紅血輪 Red Corpuscle」。『血輪Corpuscle』即『小體 Little body』之義；以三千餘顆之紅血輪，在血液中，排爲一列，長不過一英寸，其體亦云小矣。

血液中尚有別種細小之質點，游走於紅血輪之旁，卽著名之『白血輪 White Corpuscle』是·

紅血輪爲身體內之郵差，當血環運全身時，卽隨之輸送肺所吸收之空氣於身體各部中·白血輪則爲淸道夫，身體如有致病害之毒菌，白血輪輒出而戮殺之·紅血輪自身不能活動，停留於血管中，惟隨血之行動而爲行動·白血輪不然，游走自如，間常跨越血管，入於鮮肉中，以司淸潔之工作焉·吾人手指，設不幸觸刺，深入肉中，白血輪能代吾人驅出之；不久，觸刺處頓現白色，或且潰爛，此卽白血輪由血中羣集於刺旁，實行驅逐之工作，吾人手指雖感腫痛，而刺則將自出矣·

消化之食物在腸中變爲液質，被血液吸收後，卽藏於血液中；及至經流時，此消化之食物，卽供給體內各部之需要而爲營養者也·

中國胎生學目次

和縣高思潛

中國胎生學

和縣高思潛

緒論

吾人怎麼樣來的呢？身體怎麼樣發育的呢？臟器怎麼樣發生的呢？研究上列種種問題的學科，叫做胎生學。

胎生學雖是醫學裡面的一個學科，其實可算醫學基礎的基礎。何以故？療治以病理爲基礎，病理中之畸形臟器，想研究他，非先理解正當的發育不可；又如腫瘍發生的理由，亦須藉胎生學之事實發明之。病理以解剖爲基礎，解剖學雖研究成人之狀態，但必先明晳人如何發生，方有着落。有這兩層關係，所以西洋就極重視胎生學。

胎生學在應用學科中間，要算和婦科學，產科學，小兒科學，最有關係了。中國的胎生學，不獨立，都附在這三科裡面，就因爲這個緣故。進化的公例，不是學術越進步，分科就越繁嗎？鄙人在我國各種婦科，產科，小兒科，及其他古書裡面，把零零碎碎的胎生學說，搜輯出來，編成這部中國胎生學，也不過順着世界的潮流罷了。

總論

甲　預備發生

一　天癸

人類之發生，固然是由於男精女血；但是精血之外，還有一個天癸，爲促進精血發育的要素，在胎生學上，是狠占重要位置的。素問生氣通天論說：『女子二七，而天癸至，任脈通，太衝脈盛，月事以時下，故能有子。

……七七，任脈虛，太衝脈衰少，天癸竭，地道不通，故形壞而無子也。丈夫二八，腎氣盛，天癸至，精氣瀉溢，陰陽和，故能有子。……七八，肝氣衰，筋不能動，天癸竭，精少，腎臟衰，形體皆極。』照這樣看來，男子天癸至就精氣瀉溢，女子天癸至就任衝通盛，—卵巢發育—天癸是促進精血的要素，不彰明較著的嗎？

天癸是什麼東西呢？王冰釋內經，說是北方癸水，但說得不翔實。我以爲，天癸就是腎中一陽之氣，這一陽之氣，於何徵之呢？精血中含有一點溫度，就是所謂一陽之氣。這氣在起初時，藏伏腎中，寂然不動；後來得着後天的培養，就漸漸的發達，待到一定時期，就起他的作用了。精冷和經冷的人，不能有子，那有別的緣故？也不過天癸不足，精血不能受充分的發育罷了。

二 陽精

陽精，簡稱精，素問金匱眞言論說：『精者，人之本也。』靈樞本神篇說；「生之本，謂之精。」以精爲人所從來，可見精是人的種子了。精既是人的種子，他必定是極微細之一點點，和植物種子一様。前人謂：「精液之中，稠厚者是精，稀薄者是液。」這話說的狠對。西洋以精爲精蟲，又名精子，精子的形狀：有頭，有間部，有尾。頭爲卵圓形，間部短，尾極長。考管子內業篇說：「精也者，氣之精者也。」中國古時，以風和氣當微生蟲，—余另有一篇，再行發表，茲以簡省故，不贅。—微生蟲，精蟲，都是極微細的動物，因爲精是人所從來的，所以精蟲就算微細動物中最靈的了。是中國古時，也曉得精是精蟲；又莊子秋水篇：「夫精，小之微也。」廣雅釋詁：「精，小也。」漢書刑法志注：「

精，細也。」這就像說明精蟲的形狀，你道奇怪不奇怪

三　陰精

陰精，又稱血，西洋名爲卵子。他的原來是原卵，就是卵巢裡面的原性卵，發育定規之大的，名曰前卵；成熟而能受精的，名曰熟卵。

中國古來，沒有顯微鏡，所以對於精蟲和卵，不能說明；只以卵爲魚子，爲雞蛋。不曉人身也有卵，構造也略相同，不過人身的卵，是同精子化合成胎的，和魚子鷄卵那種產法不同罷了。

卵字像卵形，𠂎卩爲外殼，兩點就是裡面的卵黃。爲甚麼要從𠂎卩呢？據胎生家說：「卵子本具男女兩性，至於受精以前，則驅除其中之一性；而成爲單性。」卵字左𠂎右卩，就是表示男女部位，和卵具兩性之說相同。

四　受精現象

1 規則的受精

受精的現象，是說明卵和精子相結合的形象。易經繫辭說：「男女構精，萬物化生。」靈樞本神篇說：「兩精相搏謂之神。」又決氣篇說：「兩神相搏，合而成形。」兩精，指陽性之精子，陰性之卵。搏是互抱的意思，構是結合的意思。卵和精子，怎樣互抱？怎樣結合呢？當精子羣集卵子周圍時，卵黃之一部分，膨起爲丘狀，接觸精子頭部，隨卽陷沒，精子先附於此，繼由此進入卵黃裡面，卵黃膜立卽閉鎖，不許第二精子再進。這是「兩精相搏」的現象。精子在卵黃裏面的部分，名曰男性前核。—尾不能入，漸消失於卵黃之外。—男性前核起變化後，漸向卵黃中心，接近於女性前核，終乃和女性前核融合爲一個，名曰分溝核，是爲胎兒之始。這是「合而成形」的現像。

男性富於活動力，女性富於營養成分，兩性前核既結合後，乃互相交換成分。從此，就循發育上的階級，逐漸的發育了。陳飛霞說：「陽精之凝，尤仗陰氣護養。」這話說的狠有見地。

2 受精分別男女的理由

西人依解剖所得，謂胎至三月，始可分判男女；中國古說亦然。孫氏千金方說：「三月名始胞，血脈不流，象形而變；未見定議，見物而化。是時，男女未分。故未三月者，可轉之，令生男也。」但孫氏又說：「三陰所會，則多生女。」是兩性形體上的區別，雖在三月以後；其實區別兩性的原因，却還在受精之時。古人關於此說，議論不一，今逐條辨駁，列在後方……

（第一）褚澄說：「男女之合，二精皆暢。陰血先至，陽精後衝，血開裹精，精入爲骨，而男形成矣；陽精先入，陰血後參，精開裹血，血入爲骨，而女形成矣。」

（辨）陰血只能裹陽精；陽精不能裹陰血。且陰裹陽，亦只是受精的現象，並非分別兩性的理由　這說不能成立。

（第二）李東垣說：「經水斷後一二日，血海始淨，精勝其血，感者成男；四五日後，血脈已旺，精不勝血，感者成女。」

（辨）精勝血勝，自有定理，和日數無涉。李氏拘於日數，而以程鳴謙就駁他道：「人有經始斷，交合生女；經久斷，交合成男者，獨何歟」一主李說的人，將何以解之？

（第三）朱丹溪說：「精勝其血，及剛日陽時感者，則陽爲之主，受氣於左子宮，而男形成；精不勝血，及柔日陰時感者，則陰爲之主，受氣於右子宮，而女形成。」

（辨）精勝血勝，本於東垣，還有點近理。剛柔日，陰陽時，已算是荒誕了；更弄出兩個子宮來，尤爲不經。

（第四）程鳴謙說：「精之百脉齊到，勝乎血，則成男；血之百脈齊到，勝乎精，則成女矣。」

（辨）精勝血，血勝精，關於精血自具有勝性。不是由百脈齊到來助他的，這說也不能成立。

（第五）金鑑說：「陽盛乾道成男，陰盛坤道成女。」

（說明）陰，陽，指陰精陽精而言。盛，謂强有力。精子强有力，就成男胎；卵子强有力，就成女胎。精子，卵子，怎樣會强有力呢？這關於平素之天癸足不足：足呢，精子卵子得着天癸培養的力量，所以就能一索得男得女；不足呢，精子卵子得着天癸的力量狠少，所以强有力的程度也狠低。至於天癸足的男子，也有時得女；天癸足的女子，也有時得男，這又是什麼緣故呢？考人身的精子和卵子，不止一個。天癸足的精子和卵子，固然是强有力，但未必個個都强有力；天癸不足的精子和卵子，固然是强有力的程度狠低，但未必個個都狠低。那末，未必低的，剛剛的碰見未必强有力的，所收的結果，就知常理作反比例了。

3 不規則的受精

一個卵子，祇用一個精子，是爲規則的受精，二個以上的精子，進入一個卵子裡面，和規則的受精不同，是爲不規則的受精。西人名不規則受精，曰精子多入。因精子多入而發育之胎兒，或以爲起雙胎；或以爲現畸形。

杭州醫學公會核復杭州地方審判廳廳長公函

爲函復事竊儆會接奉

貴廳第一五七六號公函內開案查林紹珊不服本廳初級庭判處玩忽業務上必要之注意致人傷害控訴一案當經依治受理在案惟訊據該控訴人供稱戴翁氏來看病時與我說腹內有塊並說已懷孕四個月今日見過紅從前生過二子均不能養我說有胎不能保的因其病脈現而胎脈少但我的藥方專平他的塊所以是塊害胎當時如再管胎大人性命難保的各等語查該控訴人林紹珊所開藥方內有川牛膝元胡索五靈脂等本草綱目所載均係破血之品孕婦服之足以墮胎惟究竟該種藥品性質若何孕婦服食於身體上有無妨害自非詳予鑑定不足以資證明相應抄錄原方函請貴會查照即希貴會長召集全體會員詳加審查附具證明書連同抄方迅予見復過廳俾資核辦等由准此遵卽召集全體會員到會宣布

事由除林紹珊本非本會會員且爲本案控訴人不得列席外當將貴廳公函暨抄方交由各會員共同研究查林紹珊所開方案其立案僅氣滯成瘕四字所用之藥爲鹽水杜仲川牛膝炒桃仁五靈脂川鬱金製香附鵝眼青皮台烏藥元胡索等九味按金匱內載婦人姙娠病脈證治第二十婦人宿有癥病經斷未及三月而得漏下不止胎動在臍上者此爲癥痼害姙娠六月動者前三月經水利時胎也下血者後斷三月衃也所以血不止者其癥不去故也當下其癥茲就抄方中所列藥品謹舉大要言之杜仲辛平頻慣墮胎之婦服之可以保胎爲保胎丸大安胎飲等方之主藥桃仁雖爲姙娠禁品而桂枝茯苓丸用以治姙娠癥痼姙娠六合湯用以治便閉畜血五靈脂能止經水過多赤帶不絕鬱金能破惡血生肌止血香附能止崩漏帶下青皮能散滯氣堅癖台烏藥能止小便頻數白濁以上七味孕婦服食當無妨礙所爲有故無殞亦無殞也惟方內所用牛膝元胡索二味殊爲失檢查牛膝性沈

降泄味苦足伐生生之氣味苦乃申涌泄之權逐血墜胎本草巳明言之至元胡索則主治散血破滞雖獨行多功雜他藥其性便緩然走而不守不免爲胎孕之妨以上二味誠難證明爲與胎墮無關敝會研究所得合因備函連同抄方送請貴廳察核此致

浙江杭縣地方審判廳廳長

附繳抄方一紙

中華民國十年七月

中華全國醫藥衛生協會會員錄（七）

杜濟生原名松封又號寄儈現年三十九歲浙江餘姚周行鎭人幼讀詩書長誦醫籍宣統二年本鎭創辦集義兩等學校因經濟不敷教員缺乏余以義務任國文教習二載繼則仍習醫術以承父志迨民國五年入上海中西醫學研究會以資觀摩

家父寶田(字竹安)現年七十一歲少時在杭垣受業於翁俊卿夫子門下攻研內科歷十餘寒暑嗣回里懸壺遐邇推崇良醫之譽有口皆碑雖百里之遙踵門而求診者亦絡繹不絕診餘之暇常與兒輩談醫學之淵源有孜孜不倦之概抑且精神矍鑠夜眠人靜之後早起鳥啼之先

張樹葯字蓮塘號相臣現年五十五歲直隸青縣張家營人幼年棄儒嗜醫嘗隨姻伯蘇自和夫子授課旋在大沽同族侄裕昆朝夕研醫頗得領悟嗣游小站濟南遷安桃村等處遇友諮詢相病施方乙巳爲保陽公議研醫室主講丙辰爲南京醫藥衛生聯合會名譽贊成員丁巳充北京公府醫官兼浙江甯波中華衛生公會會員天津醫藥明明社董士庚申遊鄂爲湖北中西醫學研究會名譽幹事員茲特加入中華全國醫藥衛生協會小兒燕傑天津新醫學校畢業生

康維恂字煖忱浙江餘姚人現年二十七歲幼時受業於同邑孝廉方正魯紹姬先

生門下繼入西湖學校因國步既更科舉又廢聞茅師拔茹曰良醫功同良相患人不專心致志耳乃受業於同邑坎鎮趙占益先生研究眼科五載有餘業成後懸壺梓里凡踵門求治者不分貧富莫不悉心告誡語焉必詳以是頗蒙社會信用顧近時風尙無論醫藥中西並重乃入上海中西醫藥研究會旣而同志爲保存國粹創立神州醫藥總會復爲該會會員以資臂助江蘇鎭江醫學公會特頒證書經評議部公推爲名譽會員紹興醫藥學報社認爲報社社友去年爲普及醫學智識與山左王君肖舫合編簡明眼科學一書（由紹興醫報社刊印發行）以便人人研究且默揣世人致病之由患目者少患色者多於是輯古今語錄成「色門棒喝」一書印刷分送經云良工治未病不治己病亦此意也此外有『目病淺治法』紙製眼模型說明書』『訂正太乙神針』『解救煙毒法』等書待梓現在中華全國醫藥衛生協會成立特加入焉

景咸恩原名舜化年四十歲浙江餘姚周行人家世業儒自清康熙間秋崖公至雙巖公世代書香且多藏書先後建東白西爽兩樓以庋之惜俱毀於火雙巖公諱山歲貢生咸恩之高祖也省試時於書肆中見一兒科抄本取閱之知爲秘笈亟購之歸遂悉心研究并參歷代名醫書籍闡發其蘊學成即製丸散濟世頗著偉績至晚年將所學授之曾祖佩玉公自是遂以醫行名亦日馳公故後從叔祖淦之公繼之公通於儒學兼精大方脈治愈難症甚多至今猶有傳頌者公壽屆古稀其時從叔傳綱公已就醫學有年心傳盡得故從叔祖逝世後從叔繼其業令聞益廣遠近就醫者皆名之曰周行景家咸恩幼習舉子業嗣從叔見余文學尚優謂家傳醫學不可不繼且謂處今日之世界不如棄文就醫於是遂與從兄輩受學於從叔家從叔循循善授寒暑不間至十餘年而從叔故咸恩遂與從兄輩就所學以應世蓋至今已家傳五世矣

浙江省長公署指令第八五三一號　令警務處

呈一件爲呈送取締醫生暫行規則祈核示由

據擬規則尚無不合應准照辦仰即通飭所屬一體遵照辦理一面繕具定本呈候分別存轉可也摺存此令　七月十六日

（附原呈）

爲呈請事案據寧波警察廳長林映淸呈稱竊奉鈞處指令王前廳長呈送擬訂取締醫生規則請察核由內開呈及規則均悉既稱該縣地方醫生每有不諳藥性懸壺市利情事自應訂定規則嚴加取締惟閱所擬各條均尚未臻妥善仰即查照發去京師警察廳取締醫生暫行規則參酌就地情形另訂詳切規則呈候察核毋違此令原擬規則發還計抄發京師警察廳取締醫生暫行規則一份等因奉此遵查醫道一端極爲深奧非養到功深斷難奏效若一知半解率爾懸壺不免毫釐千釐之謬而人民生命亦因之以盡出入重大取締自應從嚴茲經廳

長參照奉頒規則並察酌就地情形修訂暫行規則十四條除呈會稽道尹外是否有當理合錄摺備文呈請鈞長鑒核指令祇遵並送清摺一扣等情到處查此案曾據該廳王前廳長以醫藥一項關係衛生至爲危鉅而醫生更操有生變之權若非精益求精恐難免毫厘千里之謬蓋病者之身體强弱不一而藥品之性質緩急各異一有不愼生命即因之以盡此職廳有保護地方之責所以不能不嚴加取締者也查甬地醫地精於歧黃有學識者固屬不鮮而不諳藥性輒懸壺市利者亦所在多有故由職廳擬具取締規則定期考試合格者給予證書無證者不准行醫庶足以防危害而重衛生是否有當理合繕具規則呈請鈞長察核示遵施行等情呈請前來當經指令在案據呈前情察閱修訂規則仍未悉臻妥善且查浙省各屬地方懸牌營業之醫生除一二有學術者外大都率爾操觚藉醫市利之徒現擬一律加以取締以重民命茲經職處參酌京師警察廳取締醫

生規則體察本省地方情形擬訂取締醫生暫行規則都爲二十二條如蒙　核准擬即由處通令各警察廳局所一體認眞辦理並由處照章繕具定本呈請存轉是否有當理合先行繕摺備文呈請仰祈　鈞長鑒核示遵謹呈

浙江省取締醫生暫行規則

第一條　凡欲在浙江省縣城鄉鎮市懸牌行醫者於敎育部未行醫生開業試驗之前均應呈請各該管警察廳局所考試核准發給執照方得開業

第二條　各警察廳局所考試醫生年分四期於三月六月九月十二月舉行之

第三條　各醫生報考時應將姓名年藉住址門牌號數所習科目詳細聲叙並隨帶本身最近四寸像片一張聽候查明示期傳考

第四條　醫生考試分爲第一試第二試其第一試錄取者得應第二試第二試錄取者方准發給行醫執照

第五條　凡第一試錄取後或因有不得已事故致未能應第二試者得於次屆考試時呈明理由補應第二試

第六條　無論第一試或第二試未經錄取者於一年內不得再應醫生試驗

第七條　凡有左列各項之一者得發給行醫執照免予考試但仍須遵照本規則第三條規定各項報請各該警察廳局所查核注册

（一）在本國或外國醫學專門學校修習專門學科三年以上畢業得有證書查驗屬實者

（二）學術精深素有盛名凡行醫在十年以上確有成績取具已准給照行醫之同業五人以上保結經各該警察廳局所查明屬實者

（三）素精正骨推拿手術各科呈經各該警察局所考查確有秘方特技者

（四）曾任官公立各機關醫員職務或醫學專門學校醫務教員三年以上

成績卓著取具已准給照行醫之同業三人以上保結並檢呈證明文件經各該警察廳局所查驗屬實者

（五）現任官公立各機關醫員職務或醫學專門學校醫務教員三年以上確有成績由各該機關各學校用公函請求給照行醫經各該警察廳局所查核相符者

（六）曾任或現任官公立醫院醫生三年以上成績卓著取具已准給照行醫之同業三人以上保結並檢呈證明文件經各該警察廳局查驗屬實者

第八條　醫生請領行醫執照應備具本身最近四寸像片二張並隨繳執照費銀一元印花稅銀一元聽候示期發給

第九條　凡考試錄取及核准行醫之中西醫生於領有執照後欲設立分診處所應將分設地點詳細報明並依照第八條之規定請領分診所執照

第十條　行醫執照如有毀損遺失時得取具同業二人以上保結聲明理由及執照號數查核相符准其繳費補領

第十一條　醫生遷移時應將原領執照繳請更換除像片毋庸補呈外其執照費及印花稅仍依照第八條之規定徵收之如係官廳變更地點名稱或門牌號時應呈請於原領執照內註明發還毋庸換領新照

第十二條　凡給照行醫之中西醫生應將診治病人是否收費並收費數目門診若干出診若干公平擬定詳晰列表呈請各該管警察廳局所查核備案如診費有增減時亦同不得於定價之外巧立名目多方需索並不得任意私自增加

各警察廳局所對於醫生所定診費認爲不當時得酌量核減或令修改

第十三條　凡給照行醫之中西醫生無論出診門診均應遵照規定方案式樣自

備診治兩聯單編列字號於診治時依式塡寫署名蓋戳一聯交付病者一聯
自留備查

第十四條 凡給照行醫之中西醫生應遵照規定診治病人報告表式樣自備表
紙於每月終依式塡註送請各該醫生所在地之該管警察官署查核不得遺
漏錯誤如遇傳染病及疑似傳染病或中毒者應遵照特別病症報告表式樣
立時報告病戶所在地之該管警察官署不得遲延

第十五條 領有執照之中西醫生如不願行醫或另就他業時應將原領執照繳
請核銷不得借貸他人或頂名冒替

第十六條 已准給照行醫之中西醫生所立藥方務須明瞭不得將藥名擅自更
改或用別名致難稽考

第十七條 凡未經核准領有行醫執照者不得私自爲人醫病及收受醫費

第十八條　已經核准領有行醫執照之中西醫生不得無故不應人招請及應人招請故意遲延

第十九條　自本規則公布後所有自稱傷科外科等各藥攤並祝由科辰州符以及其他各種方法爲人療病之江湖醫生均應一律勒令歇業

第二十條　違反本規則第八條至第十四條者處五元以下之罰金違反第十五第十七第十八各條者處十元以下之罰金違反第十六條所立藥案不符及醫治錯誤除處罰外得追繳執照或停止行醫如所犯涉及刑事應送由司法官廳訊辦違反第十九條者依違警罰法專條科罰

第二十一條　凡給照行醫之醫生關於其業務犯罪或爲不正當之行爲時得追繳執照或停止行醫如所犯涉及刑事仍送由司法官廳訊辦

第二十二條　本規則自呈奉核准公布日施行如有未盡事宜得隨時呈請修改

致無錫周小農君函

和縣高思潛

小農先生道鑒久耳

鴻名未親雅範雲山翹望景仰殊深讀紹報仰見　議論風發宗旨醇正足以干城吾道揮發國華甚幸甚佩我國醫學自軒岐而下代有發明其廣大精微昔賢有謂累世鑽研而不窮者其價值可想見矣雖有少數空疏者流糾纏於陰陽五行之說亦瑕不掩瑜海禁大開西醫輸入僅窺見少數空疏之書遂訾詆中國醫學爲陳腐爲無用此不過皮毛之言耳近日歐洲某國開美術展覽會中國室內僅陳列門神機房敎子赤壁鏖兵畫數張此種畫能代表中國畫乎雖中國三尺童子亦知其不可也然則外人對於中國之醫學猶其對於中國之畫不可見耶是故吾人今日之責任一面精研國醫一面又須解釋外人誤會之尊見實愜下懷春間英國巴姆醫士於皇家醫家會開會時宣布中國醫學進步略謂有一藥書編於一千七百年前

內有藥品多種爲今日世界所通用云其詳未聞以年代考之此藥書決非傷寒論
果然則當云三百年前且亦不得稱藥書也據愚意李時珍之本草綱目曾經前遜
文書院院長美人師圖爾君譯成英文以示西醫英人所言蓋卽綱目耳現今外人
頗知重視中國醫學傷寒論金匱之譯爲期當不遠也今郁亮醫事啓源觀
先生之評即知爲一最有價值之書但不知該書何處出版價值若干能否　見告
倘係不可多得之孤本卽希寄紹興付印公諸天下
先生以爲然乎鄙人近在敝地發起中國醫史研究社以便聯絡海內同志編輯中
國醫學史
先生可否屈尊加入又臨產須知便中請惠贈一份此請
道安　十年五月十八日　周鎭

致嚴擬孫函

癡孫先生史席屢讀紹報　尊作無任欽佩正深念間郵遞　尊惠大著四種環誦之下具審　講壇隆盛著述宏富俾益醫林正非淺鮮書中兼采拙作膚淺支離不足道也方今國學受外界排擠之時至矣學部以日本漢醫視我取締之心南北政府皆同以後人民六淫外感地理病一切雜症應國學醫治得效者均皆改塗爲牛乳藥水鷄汁釁治膩胃鑿柄不迺而誤死豈不可慘人命甚賤聽人支配既病不得善治脆薄那禁刀砧己酉此間霍亂當局延西醫剖割注射死於是役者正多吾友王蘭遠君一友一戚均以是斃西醫王若儼有異哉時疫之開刀一篇蓋紀實云十全爲上彼善於此正可作一反比例爲人道主義爲種族安危主義吾人尙未可放棄責任富有力曁富於才者速宜同設中醫校醫院陶冶人材救民疾苦受學者之資格必中學畢業曁有中人家產方可習醫方能持恒亞聖云有恒產者有恒心是也僕旅寓滬上二十五載習知貴邑團體最堅辦事誠摯雖艱難事忍守必底於成

矧救人事業乎深望先生進而發起爲甯波慈谿中醫學校暨醫院此創局如上海兩校外杭州南通蘭谿均方興未艾貴邑賢才如林且勇於爲義仁慈如醫爲人爲己均未容或緩也（下略）

致周小農函　劉峻

小農先生閣下久未通候歉甚前承　寄下柳選四家醫案收到後初則事冗繼復因病二旬懶於執筆未克奉答茲將書價郵票三十四分寄上到請　察收爲禱弟年近將及四旬而目力漸差心境不裕畏看點石書籍又惡戴目鏡以後凡關於商榷之書籍祈代購木印本石印本則敝處亦有也弟爲目力起見求　諒之敝省自拆城改市現設市政廳以大總統之公子孫科爲廳長并設衛生局開辦數日即宣布取締中西醫生章程（此事係省會議決）並規定取締中醫章程十三條又有市

衆事之選中西醫界共占一名刻下中西醫之反對章程取締者有之運動爭任市衆事者有之玆將近日大概告白並新聞紙寄程請　公詳閱便悉近且頒布取締丸散章程凡製造丸藥出售之家須赴局領取印花證黏上始能發行自半分至五分等項此事藥業現亦集議反對矣此次寄上之書價郵局卽包在報紙之內收到後祈來信示知弟準期本月二十以內前赴安南如有函件可用稍細信封寄廣州西關愛育西街南生綢莊轉寄弟收不誤或於寄秩南兄信內夾入亦可由彼轉來當不有誤廣東醫藥局面如此當亦同業者所引爲危而藥商絕無猛醒復信中醫不過其意以爲中醫須仗彼等連絡謀食弟恒鄙之然彼等眼光如豆無可如何也

此上卽請

道安

答劉筱雲函

周鎮

筱雲先生大鑒接奉　手函粵報郵花均收具譜審篤憂時愴懷務宜善自調遣木版大字書籍後當留意粵當局揚西抑中軒輊國學雙管齊下取締藥業總統本是西醫力謀壟斷昭然若揭凡屬聯業宜若何觸目驚心團結一體以資對付詎意粵省藥業獨標一幟且諷醫聯絡伊業爲餬口不思中醫既爲排擠中藥如何暢銷也一嘆揣藥號營業主義必曰中藥既無人過問可改售西藥日本有樂善堂者前清光緒間尚售漢藥其藥目之精詳不讓申江蔡同德數年前已改售西藥矣卽此輩後路之覆轍惟國人各有身家當默計利害速設學校力謀進步中醫治症有勝於西醫者不可廢棄其不及者宜早競良要知中國之漢醫非日本之漢醫然必人有數千之家業方有恒心爲此虛業以利濟爲心然有　先生之學問猶爲貧遠遊可爲太息愚願　台駕早歸盡力醫校以保國粹也

（下略）

致沈仲圭君函

守眞

仲圭兄：

我和你在醫報上通訊，也有好多次了。你我研究螟蟲，經伯華先生答覆，得着良滿結果，這所謂朋友切磋之益！前次你寄給我白喉忌表抉微的時節，我因偶不小心，剛被病魔纏繞着，不能握管，只在星期增刊上，登一短啓謝你，這是我很抱歉的，要請你原諒，勿責我爲幸。你還有一封信給我，信中的話，非常客氣，承你這麼厚愛我，這麼殷懃的；送我醫書，我很感激！ 我在醫報中，也曾讀過你的文字，確是熱心研究醫學的同志，我早已渴慕你個不了，假使我是一個純潔無垢的少年，我莫有自慚形穢的一段苦心，我早已學了毛遂自薦，和你攀交了。可是，仲圭！你要和我交朋友，我祇是個不良少年，你肯認這不良的少年，做弟弟嗎？勸你還是不交我的好·你果若不棄我這不良的少年，便請你時常來匡正我，督責我，萬不可失望，再用前番的那樣客氣話，使我惶愧！咳！仲圭兄：我自家所造成的罪惡，說也話長——現在醫報社裡，所積下的別種稿子，很多·若是把我的身世，一一的表出來；告訴你，就要佔別欄的地位了，所以這回只好從略，到後來慢慢地說給你聽，務使我自身的汚穢處，表白了個乾淨，使你知道我的眞面目　記得三年前，我的姻親裘吉生兄，勸我看醫書，我在那時節，還在一個教會學校裡讀書，對於生理；化學……各種與醫學有關係的科學，因此留心一點，去年，在醫報上，也就胡亂的弄筆墨，說些不中不西的話；其實這種著作，多係前人所道破的，或有未經前人說過的，就是在求學時代，聽講時，所記下的筆記，難免識者所笑

至於我的西文，曾讀過英，法，兩國文字——不過未下切實的工夫，

略窺門徑罷了！丁福保先生的著作，通行海內，在近世紀觀之，似已陳舊，足徵西國的醫學進步呀！咳！仲圭兄：吾國的醫學，故步自封！軒轅；仲景；而後，學識分歧，多屬外道，到如今簡捷退步，使我們後學，除內；難；金匱；諸書之外，莫有可宗的書，內；難；和金匱，又多轉轉錯訛的字句，註家如薛生白；陳修園；輩，又偏執己見，信筆武斷之說—有一天，裘吉生兄對我說：「你（指我）讀內經，不要看細註，只看白文，若是看白文，有點不懂，那末自己想想，萬分想不着，再看細註，看細註之後，也還要自己去想過，這細註究竟錯不錯，和己意合不合，因爲各人有各人的意見，註書的人，未必句句莫有註錯的！」我聽到這番話，便去嘗試，嘗試之後，果眞看出許多註家的毛病，就深信這話了。你前次答何鵬霄君問內經，說：「內經爲後人僞託，非軒岐之書，故研究者，毋須讀盡全文，儘可取節本閱之，如薛生白醫經原旨，註釋明確，繁簡得宜，誠善本也。」這話雖然合理，依我說，醫經原旨，也有錯註的地方，像脈色上第四「……（上略）……尺外以候腎，尺裡以候腹，（下略）……」的兩句話，和李時材診家正眼，都用前半部，後半部，及大小腸的幾種器質，藏在腹中，就在尺部，以診其脈！陳修園先生，到很滑頭，他的「靈素集註」，在這句之下，不說大小腸當診在尺部，只說：「……（上略）……兩腎之內，乃是腹中，故以尺內候腹中，（下略）……」他「醫學實在易」的切脈說：又羅列着各家分配臟腑的診式，並下按語，按語的綱領，却是「各家之說，都可以信，叫後學的，不可拘泥於一家。」舉如此類，不勝枚舉，使我們後學的，莫知所宗！我的學識有限，也不敢說這兩句話，我能解得—不過我從無形中，得着一種很粗淺的實驗，寫出來給你看罷；我想心，肺，與二腸為表裡，「心者，君主之官，神明出焉·小腸者受盛之官，化物出焉·（心合小腸，小腸者，受盛之府·）」，「肺者，相傳之官，治節出焉·大腸者，傳道之官，變化出焉·（肺合大腸，大腸者，傳送之府·）」既這麼說，心合小腸，肺合大腸，他的氣化，當然是相合的了！經絡也當然是相通的了！假如我們逢着失意事而喪心，心火盛而移熱於小腸，腎火衰不能化水，以致小便不利·又我們若去吸鴉片烟，一吸之後，火毒傳入肺裡，肺部的經絡，受着他的麻醉性，就失其傳氣化的本能，氣化就不能傳到大腸，大便也就秘結，這就是心與小腸，肺與大腸，爲表裡的確症，別的器官，因心肺的氣化，而致感病·　脈要精微論說：「……（上略）……尺裡以候腹……（下略）……」這話若依薛生白的那樣解，那末除了大小腸，膀胱，命門，在腹中的外，還有胃，和肝……，也都在腹中，豈不是都可以在尺部診候麼？

肺居胸中，爲什麼還有「右外以候肺，內以候胸中，」的話呢？六節藏象論說：「脾，胃，大腸，小腸，三焦，膀胱，者．倉廩之本，營之居也．名曰器．能化糟粕轉味而入出者也．」看了這幾句話，就知道營氣起於中焦，中焦是脾胃之位，食物從脾，胃，大小腸，轉化糟粕，其味出於三焦，三焦包羅臟腑之氣，周于全身，所以診三焦，在寸，關，尺，三部，膀胱的氣化，會在兩尺，大小腸的氣化，從上而升至寸，與心肺相合，依我意見，尺裏以候腹，專指膀胱，命門，……而言，不盡的意思，章虛谷先生的棒喝二集，論這話很詳細．所以我敢說，醫經原旨，也有不可信的，總之，我們青年人讀書，當明理爲第一要義，莫像十六世紀的，那般八股先生，專讀死書，講究句法，段落……的死文學——學醫廢人，這句話，也是這麼一般人說的，到現在他們所曾下死工夫的文學，也沒有進步，醫學進步這樣，只因他們沒有研究，難以歸罪於他，然也受着他們無形中的激動，以致略事文墨的人，恥於學醫！任把四千餘年以前，最高深的活人術，歸到藥店倌，或目不識丁的人手中去，使同胞枉死，豈不可惜！現在有許多同志，組織一個中華全國醫藥衛生恊會，想在這頹喪之餘，挽回中國的醫學，使中醫經改造之後，在地球上大放光明！你對於醫學很熱心，見了這會中的章程，心中有這麼反動，請你示給我！我今年二十一歲，現係小學教員生活，你如不棄我，寄給我函，請在紹興醫報社轉我．

十，七，二十二，守眞．

答復周君下問　閔蒼生

余何人斯，豈好事者，前次之作，乃發乎心有不容已於言者，不忍坐視後來青年再入迷網致滔溺其身而不知自拔（校規廢弛行動自由留戀靑樓致染惡瘡者甚多曾有陳某者病勞瘵吐血未卜生死）且丁此醫學昌盛時代甘心爲仁者固屬不尠然借此名目爲歛錢計者亦何可縷計以致來者嗟嗟不前中醫仍不能有所發展爲可哀耳余讀該校章程未嘗不額手相慶曰切磋琢磨有地矣奈言行相背固執能逆料耶是年新同學極夥未及數月賦我將去之者過半余亦洞悉此中情形不願與俗伍遂他去

該校一切事項各職員皆不負責惟主任之命是行惟主任之命是聽所以皆奉主任爲神聖無敢與言即有待別事故參見主任一者格外尊嚴一者格外恭肅一若昔者之朝拜皇上也所云宗旨即各職員尚不能道其所以豈學生反能妄測耶

先生目教授課本無定爲便宜

先生何識見之不廣耶便宜之事正不特此也該校原爲廢菴修改所以屋宇低小地皮潮濕此校舍之便宜也學膳費可以扣折可以賒欠此繳費之便宜也課堂上

烟霧迷離此教員之便宜也上課時進出自由此學生之便宜也舉止隨意此學生平日之便宜也（曾有二生因口角而用武傷頭部血流如注後就西醫院醫治數日始痊凶手並不記過斥退）私收門生此醫生之便宜也又有趣聞數則茲亦略述一二如皮箱生脚自家走（失皮箱一隻約值四五百元）神經病大鬧課堂間（一見小申報小新聞欄）翻元寶教員被打關聖前叩頭了事又氣又惱得不笑煞先生乎該校學生程度甚參次有初等未畢業者（一年級有神經病）有中學已畢業者有出洋歸國者總之該校不合事項而相安無事者非眞皆冷血也乃抱中醫無教授須自習爲宗旨於是得過且過求得一紙文憑未必不可懸壺問世學生中之惡劣者料該校必不願斥退而任意胡爲即斥退之但措得一百數十元之費未不可捲土重來此卽內幕之種種尤不能道其什一茲不憚煩再瀆於

先生之目聊破　先生之疑堅　先生之信前僕稿本不欲發表奈事關國學所以

不忍隱忍而出此損人不利己之事該校名稱地址僕非不敢言特事在人爲是非自有定評願

先生拭目洗耳以俟之茲聞南通醫校將停辦而滬上幾校未聞譽聲

先生如能籌辦一校或處　停處或處上海一則可慰青年學子一則可以保成國粹一舉而兩善備未識

先生樂聞否耶此請

文安

通訊終

中華民國十年八月二十日出版

紹興醫藥學報第十一卷第八號

（原一百二十四期）

歡迎轉載

編輯者　紹興裘慶元吉生

發行者　紹興醫藥學報社

印刷者　紹興印刷局

分售處　各省各書坊

紹興醫藥學報

報價表

新報	全年	半年	一月
册數	十二册	六册	一册
定價	一元二	六角半	一角二

代派或一人獨定十份者八折五十份七折郵票抵洋九扣算空函恕復

舊報	一至十三期	十四至十七期	十八至四十四期	四十五至百十六期
定價	五角	三角	八角	每期一角

郵費	中國	日本台灣	南洋各埠
	加一成	加二成	加三成

廣告價表

等第	地位	一期	六期	十二期
特等	底面全頁	十元	五十四元	一百元
上等	正文前全頁	八元	四十三元	八十元
普通	正文後全頁	六元	三十二元	六十元

注意　所稱全頁即中國式之一單面外國式之一配奇如登半頁照表減半算

外埠用郵票代洋寄社者注意

一　須油紙襯好

二　須固封掛號

三　以五釐郵票爲限

四　一百另五分代洋一元

零購本社發行書報章程

一如欲購本社書報者可直接開明書目連銀寄至「浙江紹興城中紹興醫藥學報社」收

一書價若干按加一成以作寄書郵費

一書價與郵費可用郵局匯兌其章程問就近郵局便知

一郵匯不通之處請購（五厘至三分爲止）之郵票以一百零五分作大洋一元核定封入函中掛號寄下（郵票須用油紙夾襯）

一一人購書報上五元者可將書價以九折核寄上十元者以八折核計零購無扣（購舊報及代售各書不在此例）

一一人預定當年月報之上五份者可將報價以九折核計上十份者以八折核計

新印書目

本社出版書籍又有所增故特新印書目任人索閱本地面取外埠函索均郎照奉不取分文

特約經理處

本社在各省發行書報藥品新訂特約經理處如下

奉天省城章福記書莊　　餘姚北城內圖書公司
直隸滄縣春和堂藥店　　杭州下皮市巷外瘍病院
福州南台同仁藥公司　　奉天城中關東印書館
處州松陽城內何氏醫室　　湖北當陽城中華楚公司
江蘇松江西門外査貢夫君　　上海四馬路晝錦里大東書局

凡惠顧諸君在以上各處購買書報藥品與本社一律

紹興醫藥學報社啓

紹興醫藥學報

第十一卷第九號

中華民國郵政局特准掛號認爲新聞紙類

紹興醫藥學報

第十一卷第九號

紹興醫藥學報

第十一卷九號

因患猩紅熱症身體衰殘

請觀郵政局稽查員潘錫釗君如何轉弱爲强康健復原也

猩紅熱症患者傷生居多若有强健之抵抗力幸而得慶更生者間亦有之然而猩紅熱症之後其人瘦弱不堪必須有强健之血液滋補其腦筋使其週身有力康健復原也韋廉士大醫生紅色補丸正合是用爲天下馳名補血健腦之聖藥係病後補虛聖藥也請觀浙江湖州郵政局稽查潘錫釗君之證據便可知矣其來函云鄙人從事郵局充浙江省郵政稽查員之職所旅行地方均不宜於衛生有飲食不合於腸胃或所飲之水不潔淨因而身體衰殘以感疾病甚至染猩紅熱症幸居教會所設醫院診治得慶更生熱退之後弱虛之極背後曾患眠瘡施以刀圭始獲全愈及旋里後身體疲乏之瘦弱不堪面黃肌削胃納少進飲食無味頭暈目眩夜難安睡神思恍惚雖經教會醫院醫生給以補藥但未見功效鄙人不得已試服韋廉士大醫生紅色補丸及服用未久即覺大見功效於是耐心接服直至十分全愈而後已韋廉士大醫生紅色補丸誠爲補虛良藥濟世金丹聊書數語以表謝忱

韋廉士大醫生紅色補丸凡經售西藥者均有出售或直向上海四川路九十六號韋廉士醫生藥局函購每一瓶中國大洋一元五角每六瓶中國大洋八元郵力在內

紹興縣西橋南首和濟藥局發行常備要藥及書目

消暑七液丹 每方二分四　立消痱子粉 每袋二分　滲濕四苓丹 每方二分

萬應午時茶 每方一分　查麯平胃散 每方分六　痧氣開關散 每瓶五分

急救雷公散 每瓶一角　霍亂定中酒 每瓶一角　回陽救急丹 每兩二角

急痧眞寶丹 每瓶一角　瘧疾五神丹 每瓶一角　痢疾萬應散 每服四分

喉症保命藥庫 每具一元　沉香百消麯 每方分四　樟腦精酒 每瓶二角

葉氏神犀丹 每顆三角　太乙紫金丹 每顆三角四　飛龍奪命丹 每瓶一角五分六

開閉煉雄丹 每兩八角　立效止痛丸 每瓶三角　厥症返魂丹 每粒三角四

萬應保赤散 每瓶四分　金箔鎮心丹 每瓶三角　肝胃氣痛丸 每瓶二角

鴉片癮戒除法 二册三角　增訂醫醫病書 二册五角　痰症膏丸說明 一册一角

先醒齋廣筆記 四册一元　喉痧證治要略 一册六分　臨證醫案筆記 六册一元二

彩色精圖 中西藥參 辨舌指南出版 曹炳章編撰 分訂六厚册布套一函用上等連史紙石印每部定價洋二元正七折實洋一元四角外埠加郵費一角一分連掛號在內其內容要目已詳本年紹興醫藥學報第六期曹君緒言中此書皆有關於中西醫診斷上實驗之必要凡我同志皆不可不備此書也書已發行購請從速

紹興醫藥學報社亦有代售

●張山雷中醫函授學社廣告

鄙人編輯醫學於今八年承同志不棄許爲自有心得集古今之精蘊以實驗爲發明洗盡糢糊疑似之弊去年來蘭主任公立中醫專校課程分生理學診察學病理學藥物學藥劑學診斷學六大綱握內外女幼四科之全不以內外分科自落小家伎倆近以索稿者多爰於本校附設中醫函授學社各科講義用毛邊佳紙大本印行簡章如左　科目　六大綱悉同本校　畢業　三學年六學期　試驗　學期試驗　畢業試驗　質問　函問疑義隨時詳答　學費　每學期八元郵滙可達講義郵費不加　郵票代銀通例九五　始業　本年夏曆七月　通信處　浙江蘭溪縣北門外公立中醫專門學校

●張山雷印行醫學叢書月刊廣告

鄙人纂輯醫學各種歷時漸久成就日多近主任蘭江醫校尋承　舊雨訊問愧無以報自思摺稿不少一時付印力亦未逮且必須一手校勘又尠暇晷而聽其束置破籠心所不甘爰議印行月刊用中國毛邊紙大本精印應幾可觀月出兩冊每冊必在百頁以外約四五種按期聯續誓不間斷藉以就正有道希圖教益惟工料日昂定零售每一冊收銀四角全年以廿四冊爲則預定全年收銀八元預定半年四元四角（各種書目詳七十三期星刊）

通信處浙省蘭溪公立中醫專校

（附則）蘭邑郵滙已通如用郵票九五通例若要掛號寄書先備郵費

國醫百家第八種簡明眼科學已出版

眼科爲醫學之專科不特病者無檢書自療之便卽內科醫家設治立方亦往往毫釐千里社友王肖舫康燚忱二君本精於是科者憫世之患眼疾者謀便利並爲業內科者謀治目方法特選眼科中善本程松崖先生遺著眼科全方集一書互相評按增圖加方各出心得抉發精微本社特刋入國醫百家以期流傳書已印就用白連史紙精印中國裝一册定價三角書印不多購請從速

紹興醫藥學報社啓

新到代售書

繪圖辨舌指南六册	洋二元
衷中參西錄二册	洋一元五角
叢桂草堂醫草二册	洋三角
虛勞要旨二冊	洋四角
雷氏全書（木刻大版）	洋二元
王孟英簡敏方（木刻大版）	洋六角
汪刻愼疾芻言（木刻大版）	洋二角
育兒與衛生二册	洋四角五分
最新中等生理教科書一册	洋四角
最新生理衛生教科書一册	洋二角半
簡明生理學一册	洋一角半

紹興醫藥學報社啓

紹興醫藥學報第十一卷第九號（原一百廿五號）目次

論文

學術

紹興醫藥學報 二

雜著

本報十一卷五號校勘表

周鎮

社友讀書記

五頁 二十行 念八字 穩 誤穢

六頁 二行 九字 方 誤才

通訊（敬詢閔蒼生君）

四十六頁 九行 七字 改 誤收

通訊又（寄袁桂生君函）

四十八頁 十九行 十三字 重複可删悠

四十八頁 念二行 四字 跂 誤跋

四十九頁 一行 念三字 素 誤數

五十一頁 一行 四今 雜 誤卒

改造舊社會的醫家

陳守眞稿

中國舊醫家，在社會上；害人不淺！不快快地改造，恐怕中國的醫學，終久不能進步了。咳！這般頑固派的醫生，墨守故跡，莫有發明，只知謀利，任把四千餘年以前；所傳下的很高深的醫學，沒有絲毫進步，一代一代的傳到近代，能夠活人的醫學，退步已經到了極點，業醫的；莫有一個能活人，反要送掉他人的性命——所以中國境內，除被人所唾棄的許多庸醫外，還有幾輩；自名爲良醫的：他的學問雖然好，然而草菅人命的多，抱人道主義的很少，這般人；在萬惡的社會中，造下大罪惡，我要揭曉他們的罪惡史，給他們寫眞，使他們自己懺悔，還要想一條計策，去改造他們，使中醫學遍傳全球，救民疾苦，在地球上；可以佔大勢力，放大光明！

古代也中醫，分十三科，現在把十三科的名稱，依「類經」列表，寫在下面然後再分科細說：

類經說：「醫術十三科：大方・小方・婦人・傷寒・瘡瘍・鍼灸・眼・口齒・喉嚨・接骨・金鏃・按摩・祝由・」

中醫十三科

(一)大方脈科
(二)小方脈科
(三)婦人科
(四)傷寒科
(五)瘡瘍科
(六)鍼灸科
(七)眼科
(八)口齒科
(九)喉嚨科
(十)接骨科
(十一)金鏃科
(十二)按摩科
(十三)祝由科

(一)大方脈科

大方脈科，是對於小方脈科而說，就是專醫成年人的病苦，不醫治小的病的醫生．

(二)小方脈科

小方脈科，通稱幼科，是專治小兒病，不兼治大人病的．

(三)婦人科

婦人科，通稱女科，因爲婦人的；經期；胎產；都不是男子所有的，所以婦人病，別分做一科．

(四)傷寒科

傷寒科，是專治外感病的．

(五)瘡瘍科

瘡瘍是外證的總稱，大而癰；疽；發背；小而疥；癬；癧；瘮；都叫做瘡瘍，就是現在的外科．

(六)鍼灸科

鍼灸是古代治病的一法，按經絡俞穴，而用鍼刺，或用艾灸，就是現在的鍼科．

(七)眼科

眼科是專醫目疾的．

(八)口齒科

口齒科，是專治口腔諸病的．

(九)喉嚨科

喉嚨科，就是醫治喉證的專門學．

（十）接骨科

接骨科，又稱做正骨科，現在叫做傷科，就是專治骨節損傷的專門學·

（十一）時鏃科

專治金瘡的，稱做金鏃科·

（十二）按摩科

按摩術，是正骨法的一種，就是現代的推拿術·

（十三）祝由科

祝由：也是古代治病的一法，祝說病由，不用藥石，是專用祝由的法，而治病的·

〔附註〕　按「宋史」和「小知錄」；醫政分十三科，與「類經」大同小異，

再列表分晰於後··

宋史說：「醫政十三科・爲風科・傷寒科・大方脉科・婦人胎產科・鍼灸科・咽喉口齒科・瘡瘍科・正骨科・金鏃科・養生科・祝由科」

宋史醫政十三科

(一)風科
(二)傷寒科
(三)大方脈科
(四)婦人 ⎫
(五)胎產 ⎭兼科
(六)鍼灸科
(七)咽喉 ⎫
(八)口齒 ⎭兼科
(九)瘡瘍科
(十)正骨科
(十一)金鏃科
(十二)養生科
(十三)祝由科

按「宋史」說的風科，就是醫治各種經絡風病的・養生科，就是專研究保養生命的一科・

小知錄說：「醫十三科：爲大方脈・雜醫科・小方脈・風科・產科兼婦科・口齒兼咽喉科・正骨兼金鏃科・瘡腫科・鍼灸科・祝由科。」

小知錄醫十三科

(一)大方脈科
(二)雜醫科
(三)小方脈科
(四)風科
(五)產科
(六)婦科
兼科
(七)口齒
(八)咽喉
兼科
(九)正骨
(十)金鏃
兼科
(十一)瘡腫科
(十二)鍼灸科
(十三)祝由科

按雜醫科，就是專治各種專科以外的雜症的醫生。

〔附註〕按「道藏經」和「徐氏醫統」；說：「古醫十四科，後亡脾胃一科，故宋元以來，止用十三科。」

宋元以後，中醫分十三科，到近代的中醫，謀利心；比從前格外要進步，所以做醫生的學識，也格外應當比往前學得多點——有許多醫生的照牌上，寫着了一切內外疑難雜症，却沒有一點實學問，我想若是要中醫在世界上，占大勢力，不若把這般醫生淘汰，要受過檢定的醫生，纔可開業，雖然現在的醫術，不能夠分科，要隨着新潮流，把十三科的藝術，件件皆能，不涉及迷信，人身上的臟腑；經脈；骨骼；的循序前進；窮究其理；不可略知皮毛，就去問世，那末社會上的中醫，立足得穩了。然而改造舊醫家，也要改造舊社會的，舊社會的舊惡習，牢不可破，難道舊醫家經改造之後，舊社會仍舊如故，還能夠適用于社會上嗎？況且社會要人去改造，社會不能自己改造的，所以改造中醫，試驗檢定最好，但是試驗之後，有些舊業醫的醫生，學識有限，加以沒有運動力的——近世要有運動力，不論什麼事情，都可以做，檢定事情，運動的；受運動的；當然很多！若下了第，歸在淘汰之列，難免在萬惡的社會中受苦，所以我想最好在各縣辦一個醫校，培植幾個有學識的中醫，擴張勢力，去改造舊社會，使一般舊醫家，自己覺悟，再去求學——不怕社會上還存留着沒有學識的醫生咧！我的意思如此，不妥當的地方，當然很多，歡迎指教……

論氣候即五行之妙用

常熟張汝偉

今之論醫而談五行者莫不嗤之以鼻目之爲腐矣然余之所以斷斷言五行之妙用而不釋者蓋深有得於五行之理也孟子曰明足以察秋毫之末而不見輿薪非目力之不能見輿薪也亦視乎其用心之專與否耳西法之組織學細菌學均明足

於察秋毫之末者而於氣血之化生陰陽之偏盛水火之壯衰則略而不詳是亦未見輿薪也五行之行於天地應於人身昭如日星明者見之自然光明盲者見之自然黑暗唐立山亦云五運六氣經文雖逐一分言而未及合參之理自然不驗若能細細合參則萬無一失其合參之法莫如辨氣候因氣候之與五行生尅有絲毫不爽者也是以麥黃槐綠正清和之良節露白葭蒼倏驚心於物候梧葉落而塞外草衰管灰飛而一陽來復玄機逗露於先聖人推究於後不順於行則有逆變在天地則有暴雨颶風殊熱奇寒地震山崩潰河決堤水旱等災在人事則有兵戈擾攘屍氣穢氣饑寒交迫等災而氣候因之大異疾病由之叢生矣金匱曰有未至而至有至而不至有至而不去有至而太過卽指氣候之或異而人體之有感也是以陰陽應象大論曰陽勝之人能冬不能夏陰勝之人能夏不能冬豈非人身之病與氣候大有關係乎陽勝者陰必虛夏日陽氣發洩是以虛弱之人每多骨蒸相安於朔雪

嚴風而戰慄於夏日之炎炎也陰勝者陽必虛冬日陽氣潛藏是以痰飲之人每多畏寒不懼流金爍石而惴惴於冬時之嚴寒也此其故陽盛之人火不能生土水不能生木而木即以尅土是以逢長夏之土令而不能也陰盛之人金不能生水火不能生土而即以尅水是以逢隆冬之水令而不能也治之者陽盛之人壯水之主以制陽光而立起沉痾陰盛之人益火之源以消陰翳而功能再造豈非從氣候而別五行推五行而生治理者乎推而言之治肝補脾一則土旺則能生金而金即以制木木氣得以條達即不至尅土此中妙用洵非顯微鏡與愛克司光之所可夢見者也即如實驗言之大雨大水之後類多腹臟瘧痢盛熱潮濕之後類多時疫外瘍此其中亦寓生尅之妙用苟能會而綮之自有奇效每見近今西醫祇重科學蔑視五行不辨氣候遇時行疫氣畏如蠭蠆防如猛虎而不知其所以然之故以圖根本之治是亦惑矣余懼大道之淪亡奥理之不能大白於天下故就氣候之有變而論及

也

藥物含五行之原素論　前　人

氣候之關係五行醫者所宜推究前篇已言之矣今再論藥物其體其用莫不含五行之原素醫者推五行之理而用藥莫不立起沉疴如竿隨影余讀蜀天唐容川氏之本草問答而不禁有感焉唐氏云人本天地之全氣以生物本天地之偏氣以成人身之全氣有偏卽假藥物之偏氣以調劑之所謂氣者無非陰陽二氣二氣流而成五運五運變而爲六氣故人身有五臟卽以應五運有六腑卽以應六氣者也西洋剖視只知層折而不知經脈只知形迹而不知氣化卽以中國之琥珀拾芥磁石引針陽起石能飛升蛇畏蜈蚣蜈蚣畏蟾蜍蟾蜍畏蛇數味在西醫化學只知電氣作用謂陽電吸陰電陰電吸陽電徒使人心眩目亂毫無義理發揮若以中國之五行生尅以推究之則其理反顯有如琥珀乃松脂入地所化松爲陽木故隆冬不凋

其脂乃陽汁性能黏合久則化爲凝吸之性蓋其汁外凝其陽內歛擦之使熱則陽氣外發而體黏停擦使冷則陽氣內返而其性收吸故遇芥而能黏吸也人身之魂陽也而藏於肝血陰分之中與琥珀之陽氣歛藏於陰魄之中更無以異是以琥珀有安魂定魄之功磁石久則化鐵爲銕之母其引針者同氣相求子來就母也以藥性論之石屬水而鐵屬金磁石秉金水之性而歸於腎故其主治能從腎中吸肺金之氣以歸於根西人單以氣論此則兼以質論也陽起石生於泰山山谷爲雲母石之根其山冬不積雪夏則生雲積陽上升故或乘火氣而上飛或隨日氣而升騰也故人之氣陽氣下陷陽物不舉者用以升舉陽氣亦以陽助陽之義而已蛇形長而秉木氣行則曲折而秉水在辰屬巳在象居北在星象蒼龍總觀于天知蛇只是水木二氣之所生也蜈蚣生南方乾燥土中而味大辛秉燥金之氣所生蛇畏蜈蚣金制木也蜈蚣畏蟾蜍者以蟾蜍秉水月之精生於濕地是秉濕土之氣所生濕能勝

燥故畏也蟾蜍畏蛇則又是風能勝濕木能尅土之義不必化學之實驗觀其所生察其所然而推究其所以然以之治疾無不效也若不究五行之理徒知某藥治某病則亦猶頭痛治頭耳故凡相反卽以相承相畏卽以相制有如三拗湯三才丹等方尤其顯著也推而至葉天士以立秋日梧葉下胎螺螄卡喉之灌以鴨涎蜈蚣螯之治以雞血皆吾中醫一時之機能實具造化無窮之妙用奈之何舍五行而譚醫道者哉故余謂中醫不欲振興則已如欲振興必須推究五行以敵化學之理猶可望一線之光明不觀夫泰西各國乎催眠術靈學之日興何一非卽我中國五行之原素耶奈舍原有之國粹而徒襲外人之皮毛以自詡新學哉

世人須備醫學常識說

喻萬邦

人生於世陰陽寒暑不能無所愆期而病生飲食嗜慾稍不謹愼而病者以及房屋之不潔空氣之不通種種不知衛生均足爲疾病之媒介苟欲預防疾病之不生保

持身體之康健則非人人備醫學常識不可非然者則疾病之危險生命之存亡譬諸疾風烈雨有迅雷不及掩耳之歎況窮僻之閭里購藥之不便請醫之不及種種苦況罄竹難宣若備有醫學常識者自知病之輕重緩急可先治其標然後再請明醫調治則有益於生命不淺也愚夫之無知衛生之不講犯病之不愼種種危險防不勝防若備有醫學常識者自知所以變理戒忌時而與人講演使人人有所遵循則有益於道德不少也雖然有利者害亦存乎其間蓋人情之通病備有醫學常識者則必自以爲是而於請醫診視開方時間必參以已見許多批評許多訾議使醫生無從下手游移了事有誤病情害也又或俟醫生走出私自添味塗改藥方致前方不驗亦害也然吾所謂須備醫學常識者不如是不請醫卽以自己所知者治之若請醫務必以醫之主宰崇奉之也昔范文正公有言曰不爲良相當爲良醫醫雖小道士大夫尚究心於此吾願當世之人購閱古來醫書以及今時醫報悉心研

究知所畏避思以預防則非特一人健康合家健康且全國人民莫不同登壽域共祝備有醫學常識之益偉大矣

論醫術之偏

山東諸城王肖舫

古今醫術各立門戶或偏於溫補或偏於涼洩不等習是業者先入者主之後入者奴之互相反對漫無統系可循聚訟盈庭莫衷一是殊不知前賢著作有歷驗數十年者有歷驗數世者供獻其心得秘法以嘉惠後學無論其著作何書必載有驗方秘法於其間豈可厚非也哉蓋前賢著作皆本其經驗立法欲讀其書必先知其人之住址時代性情三者南方地卑濕勝偏熱飲江河水而腸胃弱其用藥必偏於寒涼滲利北地高燥氣寒風硬飲山嶺水而腸胃壯又兼腠理固密其用藥必偏於發表開洩其住址之關係有如此者上古無論矣中古時代人烟稀少空氣清潔弱冠方婚人多强健其用藥每宜重劑近代人烟稠密空氣穢濁人喜早婚斲喪多端症

多陰虛藥每淸滋且久旱之後必有溫灾大兵之後必有疫癘方今商埠省會人多氣穢濁熱充斥每多瘟病其時代之關係有如此者陳修園泥古偏溫張景岳恃才好奇張劉李朱又各是其是舉一例而其性情之關係又不可不知也總而言之前賢著作之偏非限於地卽限於時各以其性情所近爲趨向讀其書者擇其長棄其短量當時之天道時潮及現居之地位選其適合之書爲讀本廣搜他書以作參攷察天時之常變審病情之險夷與何書之治法相合卽取何書爲該病治療書量病用藥何偏之有願我同志取古今醫書各省醫報灌輸知識而溝通之自無偏囿之弊矣

讀龐履廷先生說切葯之非書後

直隸靑縣張樹筠

滄縣春和堂龐履廷先生函請於　貴社本報第十一卷第五號有說切藥之非一則余閱之而有感焉誠以醫之爲道志在濟世活人原其所需之資料則在於藥如

不存原素性質與其作用雖和緩盧扁亦不能隨手而奏效此醫學固貴研究而藥品尤宜精製者也神農往矣軒岐不再而本經內經諸書炳若日星後世之傷寒金匱以及千金翼方未敢稍愈其範圍其善劑良方今人用之往往而不效者非盡方之不善或藥之不良與炮製之不如法耳其春和堂藥局曩在大沽小站分設多年精選中外地道藥材遵酌古製參以新法總以推陳致新改良葯物爲宗旨今在滄縣開幕先向紹興醫藥學報社郵購古今各種醫學書籍以供衆醫家之觀覽爲端本以致用也而藥物之研究益有所發明龐履廷先生甫應該堂之聘首重藥學痛陳切藥之非立除積習以爲各藥肆倡但聞名不如核實聽言尤貴觀形余自武漢回滄向該堂檢查數次凡藥物之宜生用者皆保存其原素藥物之宜炮製者亦各當其作用至飲片丸散膏丹露酒等類更逐藥研究精益求精不至於盡美盡善而不止庶各藥肆聞風興起相觀而善未嘗不爲醫學之一助云

第五節 動脈Artery與靜脈Vein

血管之種類有二：輸送心內之血於身體各部者曰『動脈』；反是，由身體各部運血回至心者曰『靜脈』。動脈靜脈二者，分而復分，常分至無數小支；此等小支，離心愈遠，其分愈小，終至無可再分而後已。無可再分之小支，纖細已臻其極，稱爲『微血管Cajillary』或曰『毛血管Hair Blood Vessel』，人目須藉顯微鏡之力，方克窺見。靜脈則不然，有藍色之線自腕上流至臂者，即爲靜脈，讀者如將一手下垂許時，則此藍色之線在腕上者，愈明顯易見。

讀者曾以抽水機抽水乎？當水由井中抽起時，成一道之噴射狀；每一噴射，正抽水者抽動抽水機一次。如將此一道之噴水，注入一極長水管中，則快跑約四英尺後，噴射力必銳減，僅能緩流管中。血之被心抽引，作噴射狀以入於動脈者，與水之由抽水機而入於長管同；離心較遠之動脈，其經過之血，噴射力漸弱，及由靜脈回至心臟時，則其流緩甚，亦猶水之在長管中，離抽水機既遠，水流頗靜止也。

第六節　血之循環

吾人如偕紅血輪漫遊體中一周，當有極饒興趣之路程可觀賞焉！自心起程，『帖克，託克，』之聲發後，血輪乃由心之右部出，入肺中，肺有氣質名『養氣Oxygen』者，取自空氣，有淸血之功，血輪滿吸養氣後，即由心之左旁回心，立刻復由心之左旁出發，環流至於全身焉。千百萬之血輪，集而經過全身之總動脈管，總動脈管之作用，讀者當能記憶，乃一輸送心內之血於身體各部之通道也；分爲無數支脈。此無數支脈，卽輸血於頭，臂，腿，及全身各部者。今就血輪之由臂部入指之情狀言之：血當經過總動脈管後，通入臂部大動脈中，大動脈復分爲無數小支脈，血輪乃由此順流浮下．吾人腕上覺動脈之跳動者，是即血中之小紅血輪由手部經過而成者也．動脈之一分再分，至於極細者，與樹之由幹而枝，終乃極椏密茂同．吾人手指尖端之動脈，爲不可再分之細支，是以血輪自心出發之路線，此實爲其終點；於是入極微細之毛血管，血之流質部分，乃將未入心臟時由腸內吸收之食物，通過於心肺而遺棄於此管中；血輪於此，亦遺棄其由肺內空氣中取得之養氣，而血於身體肉腡中含有之廢物質，且吸收無餘焉．血之自肺而來者，質甚清潔；如遺棄其養氣於毛血管，且吸收身體內之廢物質者，汚穢非常，流入纖細之靜脈管後，滙而至於較大之靜脈管，更進乃至總靜脈管以達於心．血輪卽乘之而返，由心之左房入，此等血輪，重經肺部養氣之清潔，復由原路出發，以達全身。總之，體內有大總動脈一，所以輸送心內清潔之血於身體各部中；大總靜脈管二，將汚穢之血，由身體各部，運回至心。此動脈靜脈管二者，爲無數毛血管（卽微血管）所連接，而血乃得在血管中環運全身而無已，是謂『血之循環Circulotion Of The Blood』。

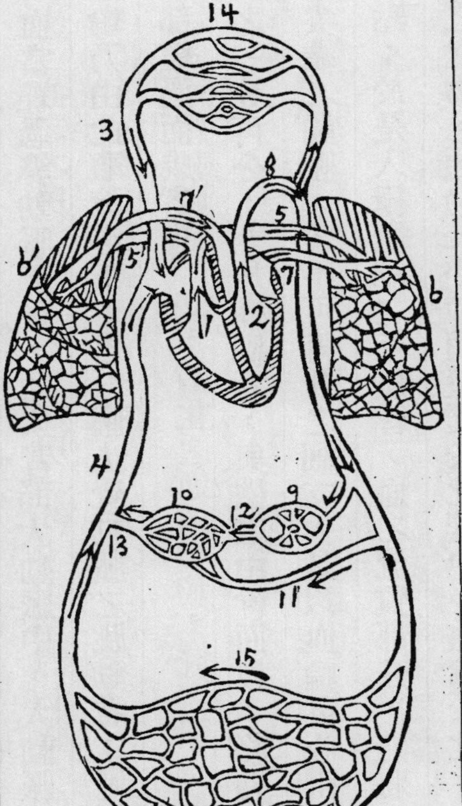

此圖示全身血液循環之大要

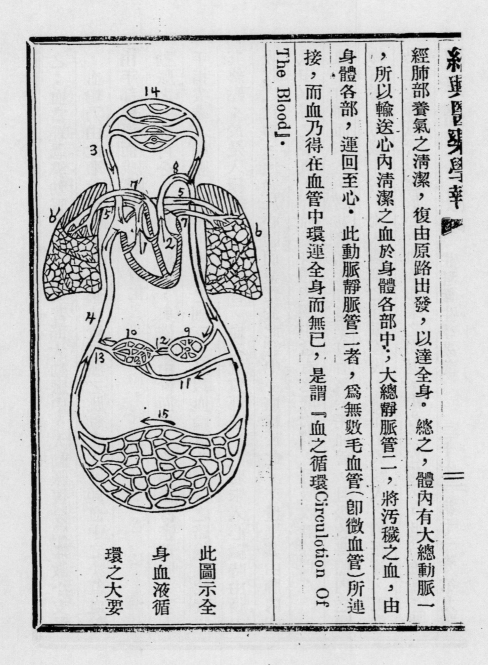

(1)…心之右房　(2)…心之左房　(3)…上總靜脉管　(4)…下總靜脈管
(5)(5)…左右二肺動脈管　(6)(6)…左右二肺葉　(7)(7)…左右二肺靜脈管
(8)…總動脈管　(9)…消化之通道　10…肝　11…肝脈管　12…進肝靜脈管　13…出肝靜脈管　14…頭部微血管　15…肢體微血管

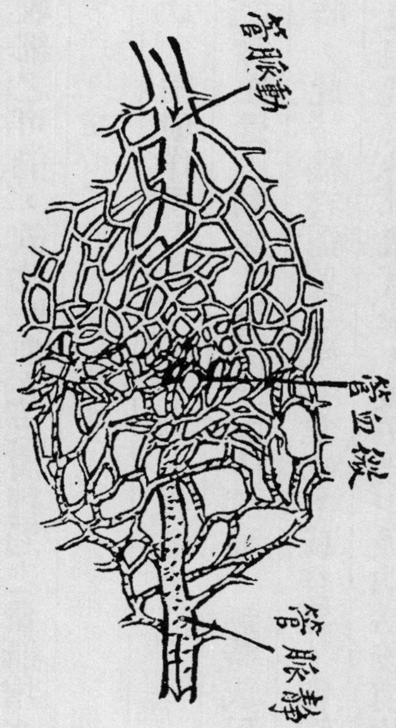

此圖示微血管係介乎動脈管及靜脈管之間

讀者曾一思及乎？飲多量之酒者，其面色爲何泛紅？此蓋酒能使皮膚中血

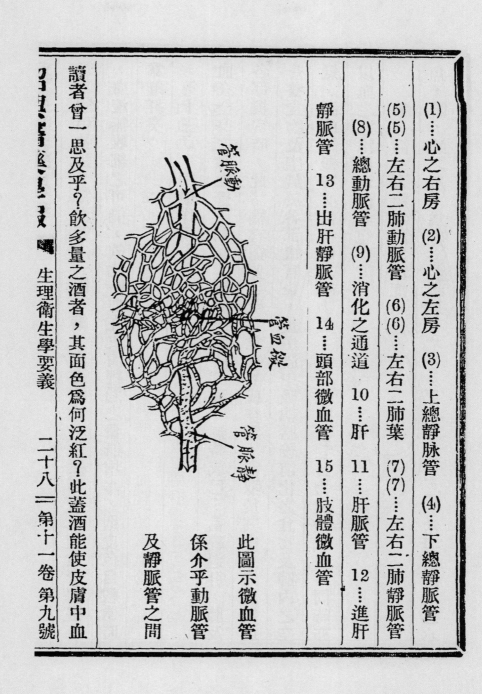

管之體積弛張．當血管之一張一縮，血之流行，依然無阻，且血管弛張時，血液無收縮之可能，故此時血在皮膚經過之量既增多，則皮色自較常時為鮮紅矣．

第十三章　循環作用

血在全身之微血管，動脈，靜脈三者中流動，無時或已；當經過肝，肺及各部機官時，此諸機官需要之營養食物，或空氣，卽取於其中．血既輸送營養食物及空氣於各部機官後，復由腸中吸納膳後消化之食物及肺內之空氣；而此諸機官必需排洩之廢物質，當其輸出營養食物與空氣後，同時亦以血之運輸而清潔者也．

第一節　人類身體之溫度

魚，鼈，蛙之屬，為『冷血動物 Cold-blooded Animals』，常與其所居之水或空氣之溫度相若．夏季感受日光之熱，吾人觸之覺稍溫；反之，在冬季冰水中，觸之寒甚．人類不然，爲『熱血動物Warm-blooded Animals』，其身體之健康者，體溫恒一定．讀者可用一端附有球狀之寒暖計，含口內舌下許時，則自身之體溫爲何，卽能知之．平常約與炎夏之氣溫相若，爲法倫寒暑表Fahrenheit九十八度强．(按法倫寒暑表爲德國物理學家法倫氏Fahrenheit, Gabriel Dominik. 1686-1736)所創，故名．其制以三十二度爲氷點，二百十二度爲沸點．)故有待身體感熱而病，其體溫常較九十八度爲高，醫生卽以寒暖計測驗病人之體溫者也．有時人身之體溫，如較平常九十八度爲低，則其爲不健康，吾人當可决定矣．

七月(陽歷)午後，時當酷熱，吾人如於此時爲網球之遊戲，或爲耙除芻草之工作，則身體覺熱必較在一月(陽歷)中爲跑山之運動後爲甚．夫吾人之能感熱覺寒，僅皮膚之作用而已；至皮膚內之溫度，無論季候之爲冬爲夏，實毫無變易。唯體中血管，旣一張一縮，無時或已，是則能影響皮膚之寒熱，當其漲時，多量含熱之血，由皮膚經過，吾人卽因之而感溫熱；反之，血管收縮，含熱之血，流經較少，而皮膚又有外圍冷空氣之接觸，故覺較冷也。

第二節　血液如何能有熱力

身體內之消化機關，能將吾人食下之食物消化，而發生熱力。血液流經此等機關，熱卽隨之，故身體內各部之血，皆常溫暖。

廚竈上之鍋鑊，中置淸水，於竈門內以煤燃之，則水沸而熱；如通此水於導管中，引之使達於室內各部，則室內各部，必將受水之熱而溫暖；亦猶血之得熱，由於體內消化機關之消化（或養化）食物，而此得熱之血，流經

體內他部，生少量熱力，使之溫暖者也·

血之在身體內部者，溫度較在表面皮膚者爲高，故當較熱之血，自內部流至皮膚時，吾人卽覺較常時爲熱·今試爲例明之：吾人如爲競跑或種種運動後，身體必感特別之熱，此蓋運動能驅熱血於皮膚所致·此熱血在皮膚中，受冷氣之影響，熱度漸減，吾人始覺溫涼如常·若身體內之血熱過高時，常運之於皮膚，亦所以與冷空氣接觸，而使之溫涼者也·

身體健康者，血液之循環甚佳，全身溫度，毫無差異·如循環遲緩，則血在手足臂各部流行不暢，此各部必感寒冷·人有覺手指寒冷者，烘於火爐上劇烈摩擦之，俾血之運行，自由無阻，而手指亦得轉爲溫暖·吾人於冬季爲生動活潑之行步或快跑者，其能使身體溫暖，較之披重裘擁火爐，爲益多多矣·

第十四章　創口與傷害—療治之道

第一節　血流

有罅裂之水管，則水必將自罅裂處滲出，罅裂愈大，水之滲出亦愈甚，水管僅有一小口者，水自小口流出，其勢甚緩．吾人割手指而破其血管，則手指必將流血；如創口尙淺，不及血管者，雖較皮膚傷爲甚，亦決無流血之可見．

動脈管割斷時，鮮紅之血，即由此冲出，成噴射狀，其勢甚急．讀者尙憶及乎？血在動脈管流行之成噴射狀者，其故爲何？

靜脈管割斷後，流出之血，緩和而平坦，不成噴射狀，血在靜脉管者，色帶深紅，其爲清潔乎？抑否？

動脈管上之創口，其爲危險，較在靜脈管上者殊甚，患者宜急設法．如在

較大之動脉管上，獨不加意看護，則將流血至死而後已·

吾人手指，有時受輕淺之割傷，未幾，創口流出之血，即行停止，在創口或搔痕上有一濃厚暗濁之血可見，名曰血塊Clot·此血塊由血管中流出，所以封閉創口，使血流經被割處，不再外溢者也·

第二節 停止流血之方法

吾人如受輕微之割傷時，即須將傷口之兩旁緊壓，上縛以清潔之布，使之不再開裂，且可因以治療焉·吾人當注意無論割傷之如何輕微，汚穢之布，因有無數含毒之黴菌寄生，能使傷口發炎焮腫，决不宜用爲帮縛；而於帮縛淸布以前，更宜以清潔之沸水，洗濯乾凈，洗濯之作用，所以驅逐致害創傷之細菌也·

無論何種創傷之劇烈者，動脈管已被割斷，則紅色有光之血，如噴射狀射

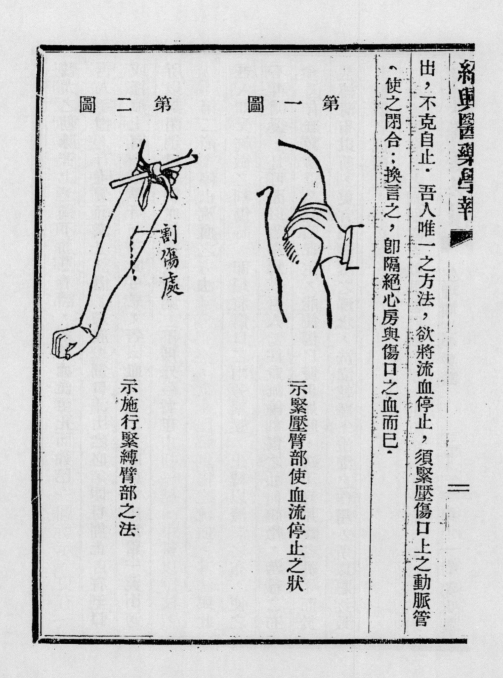

出，不克自止．吾人唯一之方法，欲將流血停止，須緊壓傷口上之動脈管、使之閉合：換言之，卽隔絕心房與傷口之血而已．

第一圖

示緊壓臂部使血流停止之狀

第二圖

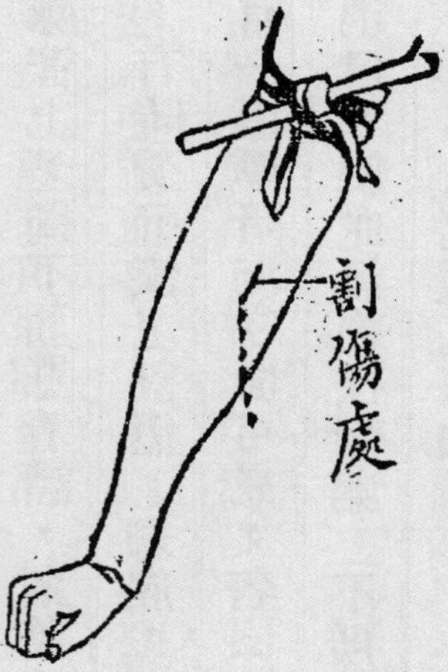

示施行緊縛臂部之法

肘間受割傷時，吾人可緊握臂部，能使血流停止，如第一圖所示，更有一較善之方法，使流血停止，法以綳帶緊縛臂上，然必須使受割者自肩至臂赤露，綳帶然後縛上，方爲妥善。吾人設肘間已被割裂，急當用一大小適宜之手巾，緊纏臂之上部，如第二圖所示，將手巾扭一結，中貫以短杖，旋轉一二次後，綳帶緊絞，血流停止矣，欲止腿部創傷之流血，其法與此相同。

割傷之重者，綳帶必須用短杖緊絞，俟血流停止後始已，如此，患者之生命，庶免危險。故今之兒童，於綳帶之使用如何，必當有明確之了解。

吾人遇有此等割傷，用綳帶緊纏後，當立延醫生治療，綳帶必待醫生至後，動脈管已凝結，始可解除。

第十五章　吾人何故呼吸其狀若何

第一節　吾人何故呼吸

人有執錶，計算一分鐘內呼吸之次數，設絕無呼吸，則此人之生命，已頻於危險．其故爲何，請詳言之：

試置一已燃之燭於玻璃瓶中，密封瓶口，則燭光倏滅．此蓋空氣內含之養氣，爲火燄所必需，而瓶中之養氣，已被燭火吸盡，故不可復燃也．又火爐內部，使之與空氣斷絕，則各種燃料，决不能着火．必開火爐上通風之氣門，始克燃燒．通風愈易，燃燒愈速；而火之勢力亦愈大．然火爐在氣門旁，另須闢一烟囱，由燃燒而生之烟霧，俾可藉以外散也．

吾人無空氣，卽不能生活，較之燃燒之需空氣爲尤要．身體內食物之消化，或養化，實賴空氣爲之維持．至若汚濁之氣質，亦當如火爐內之烟霧，必使之排洩於體外者也．

第二節 呼吸作用

呼吸作用者Respiration，與人身以必需之空氣，并排污濁氣質於體外之謂也·吾人吸空氣至於體內時，名曰吸氣Jnhaling，血液必需之養氣，即取於是·送污濁之氣及水汽於體外者曰呼氣Fxhaling·

吾人注購自藥房之石灰水Limewater（係透明無色之液體）於玻璃毹中，另以一玻璃管，一端在石灰水面上，一端納口中，吸氣時，毹內漸變乳白色；如將吹管注入石灰水，則其呈乳白色之作用，更爲顯著·此蓋由口中送出之氣使然·如人口離一冷玻璃鏡數英寸之處，將氣呼出，則水氣凝聚鏡而上，點滴可見·

第三節 胸Chest

當吾人吸氣時，清氣被吸而入於胸·呼氣時，濁氣復由胸中壓出·胸腔作箱狀，構成胸腔之兩面爲肋骨Ribs，胸腔之頂端，有一氣管Windpipe與咽喉相通外，各部均十分緻密。

第四節 呼吸之方法

吾人於自身之呼吸，不能完全以自由意志左右之；雖能爲深長之呼吸，或短促之呼吸，或强使呼吸靜止，然不久卽不可能，特僅能駕馭一部分之自然的呼吸運動耳。且吾人爲深呼吸之運動，時間過久，疲勞隨之；必也吾人之注意力，轉向他事物上，則呼吸始能復原。

胸部空處之張大，空氣卽藉以吸入；反之，胸部縮小，復壓之使出。一張一縮，呼吸以成。欲明呼吸動作之如何，試以橡皮球證之明甚。取一有洞之橡皮球，浸入水中，用力壓之，球中空中，被壓外出；如將壓力放鬆，任其在水中張大，則球內滿充以水。總之，球受壓力，水或空氣，被壓外

溫症病復三期治驗筆錄

直隸青縣張樹筠

履廷龐君儒而醫者也少習舉子業不以醫學自名近緣愚三弟樹蕙字馥亭年四十有奇在津站新農鎮經理稻田勞心過度遂得胸中心熱頭腦昏憒發時必鼻中衄血數點始覺輕減自去年秋季屢醫無效今年春季益甚當卽函祈張壽甫先生按形擬方施用元參生地朴硝白朮甘草丸方服多日無效然內中鼻衄一症先生未之知也愚弟前症未痊猝於夏曆四月十二日感受風溫醫以九味羌活湯與之熱益甚繼服辛涼消散藥八劑兩次衄血數盌前醫辭而不治適愚在北京王巡閱行轅接電請假回籍先電邀滄縣春和堂醫士龐立廷先生早日至站是月之十八日診得愚弟脈右部滑大左手細數口苦脇滿舌苔白滑小便赤澁不時嘔逆先生遵冬傷於寒春必病溫之旨消息施治用生石膏四錢知母三錢以清陽明之熱用黃芩梔子牛蒡子各三錢以驅心肺之邪蔞仁三錢柴胡枳殼各二錢以平少陽之

嘔逆脇滿地骨皮四錢白芍茯苓各三錢滋眞陰以利小便加白茅根一兩止衄血而清三焦之膜網使邪化從膀胱而下服藥二劑嘔尚未止過午仍燒此由陽入陰之候邪仍熾盛至十九日晚方去枳蘗之屬改用生赭石三錢以降逆用淸半夏三錢水泡去礬性通陰陽以止嘔加白扁豆四錢花粉三錢利濕生津養脾陰引生薑三片同白芍以調營衛二十日早服次煎午刻得戰汗而愈是役也愚甫至站即値三弟災除病退少住至二十三日病者以食欲不暢告愚自診之乃元氣未復胃陰不足之故隨擬淸餘熱甘寒養胃陰法釵石斛三錢生杭芍二錢小洋參一錢麥冬三錢廣陳皮三錢北沙參三錢乾地黃三錢粉甘草一錢服之胸次豁然腹餒思食是爲病愈之第一期麗履延先生先期回滄愚於二十七日亦回家省親旋席未安警報又來五月初二日急來站視疾查係不戒於食胸部發悶被他醫以大劑川軍枳實厚朴檳榔等藥二三下之症現嘔逆衄血而赤唇乾心胸燒熱大便黃沫小便

亦澀渴不欲飲脈象滑數尙無神昏譫語等症然愚懼元氣之虛也擬用涼血淸絡育陰制火之法細生地八錢生白芍二錢白茅根五錢麥冬五錢青竹茹三錢牡丹皮三錢五分丹參二錢元參三錢西洋參一錢霍石斛二錢五分生龜板四錢生牡蠣二錢五分甘草稍八分胖大海三枚連服二劑血不衄而熟睡頭身皆有微汗時飲茅根白糖水間進秋梨半個燒已大減轉因米食不宜之故仍又作燒嘔吐酸水刻値龐履廷先生初四日晚四鐘被邀到站以爲溫病反覆多係在絡之伏邪未凈雖經誤下熱未深入可於白虎竹葉湯中加元參五錢西洋參一錢扶正驅邪仍以淸涼解肌爲前提十鐘服藥至十二鐘汗出熱退翌日又進竹葉石膏湯一小劑遂脈靜身涼無復溫熱之可言是爲病愈之第二期此後靜養不藥忽聞武昌戒嚴愚於初七日火速南下留履廷先生少住新農以備病者之緩急竟於十一日病重於從前據先生來函云馥亭弟想念其子形於夢寐又不戒於米食夜間兼受外感初

十日晚刻演出既往症心部發熱鼻中衄血至十一日全體發熱內部尤甚口渴咽乾舌苔滑白脈數甚於從前投以竹葉石膏湯加元參杭芍牛子茅根養陰止衄用銀翹等藥以透表未獲效力復診得脈象右部寸關滑數當係肺胃實熱右尺盛大懼屬壯火食氣左部弦細而數少火出入肝膽變其所養斷爲脈弦氣虛細數陰涸擬用元參八錢細生地五錢寸麥冬三錢白芍三錢增存胃部之津液並壯水之主以制陽光兼用前方清凉透達之品以解肌連進二劑潤下燥糞數枚熱仍未全退稍易前方更進一劑病見輕減續用次煎加西洋參一錢五分生石膏八錢知母三錢服後頭部見汗轉加滿悶嘔逆診其脈象有七八至之數好在浮分鼓盪熱邪其外發也爲之急進一方用清夏竹茹以止其嘔赭石蔞仁以降其逆並解前藥參草之壅氣果於十四日十鐘戰而汗解脈靜身凉是爲病愈之第三期噫恖弟之病一誤於汗再誤於下均賴龐履廷先生鎮靜之力斡旋而治療之並將既往症肺衄心

熱諸疾亦隨生地元參等潤藥而愈芻知張壽甫先生前擬之丸方殆不悞也大抵溫熱之症不可誤於汗尤不可誤於下龐履廷先生治愈馥亭弟而外又治愚家被傳染者四人均無病復之軍其審症疏方必不誤於汗誤於下也愚於先生有厚望焉特書此以誌謝忱

項氏治驗案

南京項幼渠

鄙人不幸於去歲奔喪返里倍深哀痛心緒不寧焦灼萬分不作筆墨者半載於茲矣何光陰之迅速乃爾延綿多日始於今春束裝來陵目下因心地略定便將鄙人此次返里所治驗案略舉一二與我諸同志共同研究可也

張小孩十四歲住上浮溪

脈來沉細乏力苔色淡白初則兩腿浮腫漸次腹部亦腫且脹便稀水面亦浮食不進入晚微惡寒俯仰不能呼吸不勻哮喘不能言其苦不堪危象已現乃斷其

小兒飲食不愼貪多無節以致脾陽受傷腎陽亦困水濕停中不運延綿已久表裏三焦均病經前醫以和中瀉肺利水諸法皆罔效已將袖手待斃囑伊家商辦後事矣予謂此孩眞陽素虧水濕擾中不可以平淡方敷衍了事故宗仲聖之桂附理中法加減

上上甜油肉桂五分　黑薑一錢半　炙甘草一錢半

熟附片五分　冬白朮三錢　雲茯苓三錢

照方服用二劑症勢大退時時思索飲食改方附子加三分肉桂加三分再服三劑而諸症如失噫如此孩之病亦不幸中之大幸也

方姓女十七歲住劉家灣

脈來沉弦而細肝經久鬱體質不足十六歲而天癸始至近因病而天癸不通飲食不思如少食則腹脹如脹甚身微惡風寒胸次有塊而硬呼吸氣機不利經前

醫云乃血分瘀滯用大隊破血之品如桃仁紅花王不留行劉寄奴等而天癸依然不行反腹脹等恙倍增已延多日乃焦灼萬分予謂此恙非逍遙法加減不可蓋氣屬陽血屬陰氣爲血帥血隨氣行今氣分鬱結而波及血分亦病如調其氣機則天癸焉有不至而諸恙焉有不愈者耶

柴胡八分　冬朮一錢　元胡三錢　青皮三錢　茯苓三錢

銀蝴蝶三錢　香元皮三錢　橘絡三錢　引　金橘餅(洗)一個

服不十劑而天癸至諸恙均退飲食倍增予謂治病治標不治本非其治也彼庸手不審病理隨手妄投症已危殆猶默然不悟良可慨矣

王婦年四十四歲住相潭

脈來弦濡而數乃血分不足鬱熱內擾遍身作癢其苦不堪若勞動則愈甚天癸雖至而甚少頭常昏眩飲食如恒已延兩年有餘前醫皆謂風濕熱爲患曾治以

散風清熱利濕等法愈治愈壞蓋辛散之品郎所以助熱燥血予主以養血佐清熱法

三角胡麻四錢　全當歸錢半　益母子錢半　軟白薇三錢

生　草八分　肥玉竹錢半　女貞子三錢　生決明三錢

服十餘劑而諸恙大退後宗前法加減爲膏每日兩茶匙分早晚開水冲下常常服之

腦疽治驗

鎭江楊燧熙

嘗聞人云治外科易治內科難是知其然而不知其所以然不僅洗滌敷圍排膿拔毒去腐生新而已哉必須辨顏色明部位屬何經審陰陽調虛實識寒熱兼七情與四氣（酒色財氣）明臟腑宜五善忌七惡再參四診與體質上習慣上嗜好上審愼立方治外何易哉必先治其內誠於中者必形於外也經以營氣不從逆於肉裡乃

生癰腫客歲夏間敝友劉吉人君邀熙診治脈來數大重按有神舌邊絳中部老黃大便澁醬小水赤少天柱骨乏力頭垂欠神腦後紅腫破爛臭穢不堪由左耳後而至右耳後此陰氣先傷陽氣獨發一水不能制五火火灼津傷良由暑邪內蘊引動心陽肝火胃熱營熱沖動督脈鼓及少陽之所致也故經以諸瘡痛癢皆屬心火火之爲患外結者爲癰疽對口發背疔瘡內蓄者爲虛勞痰喘咳嗽淋濁總因水不濟火使然水能生萬物火能尅萬物故百病由火而生也火之平調則壽火之偏勝則災治療之法益水之源以鎭陽光擬知柏八味去萸肉桑菊飲去杏桔銀翹散調胃承氣三才三甲二至復脉等湯佐以天生白虎湯香芃梨藕及老鴨海參等如此出入外用洗搽以百分三伽波匿酸水百分〇・三過滿俺酸加里水百分三防腐消毒軟膠(即石炭酸華設林)脫腐後硼酸軟膏收口鋥養軟膏(又名亞鉛華)外搽內服三星期腐脫新生腫消臭沒精神漸起脈象漸束黃苔漸退惟新苔生遲大便

澕滑其色醬經以中氣不足溲便爲之變亦由陰虛陽旺恐虛而不復謂之損非溼寒之象也仍主育陰益氣認定宗旨未進絲毫辛溫淡滲而氣液漸有來復之兆一月後口收神起脈歛苔生而恢復如初矣

某君治驗案一則

沈熊璋錄

某甲於九月底患身熱氣逆咳嗽脈大耳聾苔白膩渴引飲形瘦胃閉初二三診以秋燥復氣視之（參溫病條辨）毫不見瘥且起臥於床氣亦喘矣另延他醫診視亦不過清肺潤氣爲治隔七八日復延余診脈大如故身熱咳嗽亦如故而氣促有加矣余凝神細思以爲如用前法未免因循改用溫熱亦難得手因擬小劑六味加五味子炙甘草胡桃紅棗服五劑身熱咳嗽氣逆諸恙略平胃亦思納惟不能起牀仍照前方去胡桃紅棗加麥冬服五劑能履步行走矣是役也初疑六味之膩而不敢用因循一方幾致僨事幸改過不吝始能收勢於桑榆云（庚申年案）

驚風（錄幼幼集成）

小兒之病無論內傷外感重症輕症常要激動神經而發痙攣係屬病的表象不是病的本原無所謂驚無所謂風所以西醫中無驚風名目祇治其病不治其痙有時痙攣甚時但行按摩法以稍解其痛苦有時咽頭痙攣則須行人工呼吸法以防其窒息更有因病勢增進而死亡者實死於病非死于痙更有突然而發者係病機潛伏至此將發之預兆竊思小兒之多痙正小兒自然防護之機能因小兒不能言語告訴痛苦凡傷食傷寒傷暑等情形不能口頭表示幸而神經薄弱不能耐病魔之纏繞便卽突然發痙就是代表語言告訴我已受病了的意思爲父母者正宜細心探究病原的所在下對症的方藥乃反把告訴痛苦的現象硬作病症亂針亂砭是猶徵求意見而禁止其發言權也不亦冤哉

自宋人錢仲陽妄立驚風名目不知者從而和之更立四證八候等名稱於是更有

驚耶中者復造天弔驚看地驚馬蹄驚彎弓驚鷹爪驚撒手驚鯽魚驚蛇絲驚烏雅驚潮熱驚膨脹驚等種種不通名目殺人如草可謂罪大惡極者矣迨至明清名醫輩出於是喻嘉言陳遠公程鳳雛等力闢驚風之妄並廢驚風之名可謂洞見癥結矣其論甚長摘錄數則於下以資攷鏡

喻嘉言曰凡治小兒痙病妄稱驚風名色輕用鎭墜之藥者立殺其兒此通國所當共禁者也蓋小兒不耐傷寒壯熱易致昏沉即於其前放銃吶喊有所不知妄捏驚風輕施鎭墜勾引外邪深入內臟千中千死從未有一救者通國不爲厲禁甯有底止哉　又曰小兒體脆神怯不耐外感壯熱多成痙病後世多以驚風立有四證八候之鑿說實指痙之頭搖手動者爲驚風之抽掣痙之口噤脚攣者爲驚風之搐搦痙之背反張者爲驚風之角弓反張幼科翕然宗之病家坦然任之不治外淫之邪反投金石腦麝之藥千中千死而不悟也　又曰婦人產後血舍空虛外風易入仲

景謂新產亡血虛多汗出喜中風故今病情後賢各從血舍驅風成法可遵非甚不肖者不妄用鎭驚之藥不似小兒驚風之名貽害千古茲約通國共爲厲禁革除驚風二字不許出口入耳凡兒病發熱昏沉務擇名家循經救治自不失一於以打破小兒人鬼關天人共快也　陳飛霞曰病痙非止一端男婦皆有不特小兒爲然也如太陽遇汗變痙風病誤下變痓產後汗多遇風變痙跌撲破傷當風變痙一切去血過多變痙然男婦病此醫者皆從太陽厥陰循經救治未聞以驚風之治治痙者無如小兒病痙獨以驚風爲名而治者由宋人之訛傳也　又曰幼科諸君臨診不察病源惟以驚風二字橫於胸臆及至診視但見發熱昏沉即以驚風名之輒以開關鎭墜截風定搐之死法以治變幻莫測之傷寒抑遏其表邪邀攔其出路乃至荼毒以死而死者不知其然父母不知其然醫者亦不知其所以然而死之也　又曰妄名之害其禍最酷不特舉世兒科滿口驚風而舉世病家亦滿口驚風其至愚至

惑者又惟婦女爲尤甚習俗相沿竟成一驚風世界最可駭者遇兒有疾亦不察其爲傷寒爲雜證爲內傷外感且先曰病由於嚇致醫者聞之正中其懷不辨是嚇非嚇先與之鎭驚及其引邪入裡壯熱不退醫者復不究其熱之在裡在表爲虛爲實且先曰熱則生風矣病家聞之適合其意不察有風無風乃囑其醫者先需截風定搐之藥醫必投其所好而與之病家坦然無疑而受之南轅北轍刦毒誤投病日沉危而病家不以爲怪設有明者不事驚風而病家不喜是必更醫必致覆水難收死而後已如此死者亦不歸咎於醫蓋病家有以致之也吁妄名之爲害如此乎　夏禹鑄曰世人動曰慢驚余獨曰慢證慢字緩字雖對急字而言然所以成此證者亦由於父母怠慢之故或有汗多不止者聽之吐瀉不止者聽之以致汗多亡陽吐久亡胃瀉久絕脾遂成難起之證故曰慢症慢症何驚之有以慢症而云驚皆屬庸醫見兒眼翻手搐握拳形狀似驚故以驚名之一作驚治或砭或火是猶兒已下井而

復投之以石也

綜觀上列各家論說可知中西醫理都是一貫祇有因病發痙斷沒有痙是獨立一病可以叫做驚風之理也沒有不治病原專治發痙之理至於因嚇致驚說熱生風風生痰痰生驚說小兒八歲以內無傷寒諸說幼幼集成書中駁之綦詳無庸贅述總之病家遇着此種症候切勿先自着慌看做重病大凡發痙過一定時間自能回復有時打針後痙止者卽自然回復也如病原係外感則打針譬如扭痧也有好處若因食因蟲以及其他雜症致痙者打針有損無益且針常打在神經上使兒童受格外猛烈的刺激而喚起其痛感然經此劇烈的刺砭以後往往惹起反動而起第二次的痙攣故以不刺爲是祇須加以相當的看護待痙攣經過後與以對症的療法自然無礙從前余家子女多犯驚風亂吃驚藥以致不救余亦束手無策以爲天下第一難症莫如驚風常參考

小兒科中急慢驚風宛如舟行大海無所適從故一遇是症便驚惶失措嗣後欲求之西醫書中不料西醫中並無驚風一症其散見於雜症項下者惟於病狀中有痙攣字樣余常引以爲憾日前又購到中醫幼科書三種隨便翻閱方知驚風二字已爲淸代名醫所淘汰悉以搐字代之爲一種病理的現象並非病體的本源余於是恍然大悟知驚耶中之針實爲殺人之利刃定驚止搐之丸藥即爲殺人之鴆毒故摘錄是編以爲世之育小兒者告並深願實行喻嘉言所云驚風二字不許出口不許入耳方可將小兒從鬼門關口救轉來也

幹臣附識

陰暑陽暑辯

諸暨何志仁

張潔古曰靜而得之爲中暑動而得之爲中熱又曰中暑者陰症中熱者陽症斯言也醫者奉爲圭臬治之或效或不效者何哉愚見以爲暑與熱一而二二而一不必

過分其症雖有陰陽之變亦難膠柱於動靜二字之中夫暑字從日日豈陰物乎暑居長夏火旺之鄉火豈陰邪乎然則暑爲陽邪人人知之但其人素禀陽質忽中暑邪兩陽交感灼爍津液此症名之中熱可名之中暑亦可至於中暑之有陰症者非暑之陰也亦其人素禀陰質陽從陰化也張景岳曰陰暑者卽暑之偏於濕而成足太陰之裡證陽暑者卽暑之偏於熱而成手太陰之表證此之謂也余竊思之假如六脈洪大而數苔絳面赤口渴汗大出或汗不出而心煩意亂者乃陽暑之偏於熱者也經曰熱淫於內治以鹹寒佐以甘苦如六脈遲細而濡苔白面黃口不渴身重痛胸不快頭疼惡寒者乃暑之偏於濕者也經曰濕淫於內治以苦熱佐以酸淡醫或見其苔白惡寒頭疼身痛而輒用辛溫以汗之恐汗傷心陽以致濕蒙清竅而有神昏不語耳聾目瞑之禍也鄙意淺陋有知者其揣之

傳染病釋

王蘭遠

傳染病三字世人罔不知之實則傳與染有別染症如疥瘡紅眼梅毒等症若加意嚴防一切器皿衣服胥與病者分清則可解免至於傳症甚爲可懼如天花喉症鼠疫之類能在空氣中傳播毒質防之之法亦頗不易是傳染二字其爲兩名詞無疑然知此者絕少不僅中醫不知即西醫亦在雲霧之中一聞疫起隔離也斷絕交通也政府頒禁令也警察起干涉也此動彼應鬧得不亦樂乎如政府平日果能略起干涉嚴行公共衛生作曲突徙薪不放棄責任煌煌衛生條文不同虛設豈不幸甚鄙人前客歲無錫城中夫無錫爲開通地方其城內之汚穢遠不及四鄉之清潔今鄙人作衙門之逸民見故鄉山水清奇道路潔凈以個人眼光觀之眞有天堂地獄之分若在齷齪市井一遇瘟疫傳播空氣飲料爲引火導線官吏好爲焦頭爛額之計居民亦復如是亦不究染於何因傳於何毒一味防疫如臨大敵一邱之貉混混沌沌視爲傳染病不亦可慨也夫

取締醫生之公函

紹興縣警察所公函第四號　警察所致本會函

逕啓者案奉

浙江全省警務處訓令第七一二號內開以奉

省長公署第八五三一號指令核准頒布取締醫生暫行規則飭即遵照認眞辦理等因本所正在核辦間又奉

浙江全省警務處第七九九號訓令以此項規則頒布伊始應從該縣城區及繁盛市鎭向來懸牌營業之中西醫生先行試辦其在偏僻地方或非營業之醫生暫從緩行俟將來再行逐漸推廣以免窒礙等因奉此敝所茲定本年九月十日起爲第一次報名之期九月二十四日起至三十日止爲舉行第一次考試之期除敝所布

告並分令外相應抄錄取締醫生暫行規則函送
貴會請煩查照又查前項規則第二條二款規定各警察廳所局考試醫生應任精於學術之專門人員分別主試之等語敝所現無醫學專門人才應請
貴會推舉學術優長專門醫生三員屆期蒞所以便分別會商主試並希見復實紉公誼此致
紹興醫藥學會
計函送取締醫生暫行規則一份（已載前號）
署紹興縣警察所所長薛瑞驥
中華民國十年九月九日

本會覆警察所函

逕覆者九月九號接奉
貴所公函內開案奉浙江起至見復云云等因奉此遵即於九月十七日開臨時評

議會當由多數評議員出席推定何廉臣裘吉生周越銘三員屆期當詣

貴所會商主試希即查照謹覆

紹興縣警察所　　神州醫藥學會紹興分會會長胡震

中華全國醫藥衛生協會會員錄（八）

鮑士彬字理成現年四十八歲湖北蒲圻縣學生員師範畢業充宜昌陸軍校算學教習兼宜萬鐵路測繪員因不媚權貴改就教會學校始教湖南津蘭中學校繼教漢口信義神學院又教揚州「明德」「辨明」學校後教宜昌美華中學校專門算術兼地理格致經史等科共執教鞭十八年著有識字新編音韻指南兵算課本其餘積稿雖多奈事務殷繁精神莫繼未編成書旋因用腦過度身體多病研究醫藥中西醫書約看二百餘種覺非口傳親授心中終無把握遂從湖南辰州蔡朗如老先生遊得其四十餘年之漢藥經驗擬參合西法發揮而光大之且俟異日茲入協會

得附驥尾實欲藉楮墨以領　諸君子之教云爾（住址湖北宜昌南門外天官橋正街鄔家巷口杏林春藥房）

康煥章字旭旦浙江餘姚人現年三十七歲幼受業於魯紹姬先生門下既成童棄讀而醫有同邑趙占㷊先生者懸壺坎鎭以眼科專門學行於世號曰崇明齋遂受業焉閱六載略窺門徑先生器之留共晨夕以資臂助暇即研究醫理如是者十載頗爲都人士所嘉許民國四年移硯周巷南橋顏其齋曰欽明示欽佩不忘之意也五年入神州醫藥總會非敢曰獨樹一幟亦藉以廣師傳耳

李甲芳字東園年三十一歲奉天遼陽縣城北第五區柳條寨人於前清宣統時充遼陽州醫師會會員後經官攷試發給優等醫士內科文憑又由地方官設醫院大夫日本西川嘉一住遼日兵軍醫正設專門花柳科研究所畢業又充黑龍江混成旅臨時官醫現又充萬國同盟紅十字會會員

岳廷颺號旭堂年七十四歲江蘇松江縣人住本城西外諸行街業內外幼科懸壺歷四十有餘年內科受業於歸安凌履之夫子時夫子流寓西郊文學淵深聲名籍盛博通經史淹貫古今但艱於際遇至癸酉科僅中副車書院小課必列前茅又精通醫術及門醫學弟子如朱笙伯姚水一顧菊庭輩皆推為巨擘惜已作古獨颺頹唐一老孑然猶存憶夫子在日求診者如山陰道上有應接不暇之勢颺負笈最先夫子精神康健娓娓不倦得益較深猶不敢謂夫子數仞之牆可一蹴而幾也至幼外科又受業於上海瞿瑞卿夫子夫子名譽獨隆所治輒效有口皆碑想數十餘年中自問行道無瑕均得兩夫子之力居多今不敢掩沒夫子之德而藉以彰夫子之道而已

朱文卿年四十歲江蘇松江縣籍住城內荷池弄受業於同里韓半池夫子夫子係角里徵君陳蓮芳先生門下得徵君秘笈最深一貫相傳永守勿替文目擊世事衰

微醫道不振屢欲於醫學擴張自愧力微有志未逮現値　貴會振興醫藥衛生之舉文願爲之執鞭以抒平素未竟之志而巳

黄文鎬字肯堂家世業儒幼嗜醫學受業歷安世醫凌履之明經門下浙江嘉善縣歲貢生江蘇候補通判宣統元年江蘇臬使左倡立蘇省醫學研究所委充主任兼宣講員民國三年入上海神州醫藥學會任評議員嘗著有傷寒一貫直解金匱雜病類解及醫話贅吟愼言約言等筆錄贅吟約言巳於民國八年先付鋼筆刷印現年五十五歲通訊處松江西門內明强醫學研究社

陳抱一字守眞浙江紹興人曾肄業於本縣越材中校及甯波中西毓才公學現任本縣長水鄉區立第一高小學校敎員對於醫學極肯研究擬明年擇良師而專習醫學焉

方敎農號肇元別號笑我生皖歙人年三十八歲現在通信處蘭谿縣城

神州醫藥學會紹興分會第五次大會紀事

自戊午年春季在藥業會館該會開第四次大會後裘君吉生被舉爲正會長因事冗不克擔任卽行辭職當由胡君瀛嶠遞補維持至今瞬息三載前日臨時評議會預定夏曆十月十日續開第五次大會籌備一切適逢警所本月卽行考試遂公決提先於夏曆八月二十一日下午地址仍在藥業會館先登廣告並發傳單載明爲更選職員換給證書通知取締規則報告經過會事屆時到會者有三百餘人紹興醫會成立以來此次最爲發達平時渺視醫會者且命駕先至焉亦足見醫界之人格與程度矣是日新加入會員亦不少老會員亦多補繳會費踴躍從公令人可敬亦可憐也開會次序　一題名　二振鈴入座　三報告會中經過情形　四通知取締規則　五提議事件　六分選舉票、七投票　八開票　九攝影　十振鈴散會開會之先有帶得筆硯專待題目者甚多蓋誤以醫會開會爲卽警所考試也亦有見選舉票誤爲追索前欠報費者甚至有取得選舉票丐人代寫者人多品雜亦見一斑直至晚上八時投票始畢何君廉臣最多數一百二十五票當選爲正會長裘君吉生次多數一百十七票當選爲醫界副會長王君行恕二十六票當選爲藥界副會長胡君瀛嶠一百三票曹君炳章六十五票包君越湖五十九票徐君仙槎五十四票楊君質安五十三票錢君少堂五十二票何君幼廉五十一票周君越銘四十四票吳君麗生三十九票汪君竹安三十四票駱君保安嚴君紹岐各二十九票錢君少楠二十五票陳君心田二十三票陳君越樵二十二票十五人爲評議員樊君星環潘君文藻各十六票高君德僧史君愼之各十五票鈕君養安十三票徐君伯川十四票楊君厚齋徐君劍槎各十二票嚴君橘泉十一票宋君爾康胡君幼堂各十票張君若霞九票十二人爲調查員次日下午在事務所卽開臨時評議會當推定評議長文牘員書記員庶務員會計員各職惟聞裘君仍因事冗擬辭

中華民國十年九月二十日出版

紹興醫藥學報第十一卷第九號

（原一百二十五期）

歡迎轉載

編輯者　紹興裘慶元吉生

發行者　紹興醫藥學報社

印刷者　紹興印刷局

分售處　各省各書坊

紹興醫藥學報

第十一卷第九號

報價表

新報	全年	半年	一月	代派或一人獨定十份者八折五十份七折郵票抵洋九扣算空函恕復
冊數	十二冊	六冊	一冊	
定價	一元二	六角半	一角二	
舊報	一至十三期	十四至十七期	十八至四十四期	四十五至百十六期
定價	五角	三角	八角	每期一角
郵費	中國	日本台灣	南洋各埠	
	加一成	加二成	加三成	

廣告價表

等第	地位	一期	六期	十二期
特等	底面全頁	十元	五十四元	一百元
上等	正文前全頁	八元	四十三元	八十元
普通	正文後全頁	六元	三十二元	六十元
注意	所稱全頁即中國式之一單面外國式之一配奇如登半頁照表減半算			

外埠用郵票代洋寄社者注意

一　須油紙襯好

二　須固封掛號

三　以五釐郵票為限

四　一百另五分代洋一元

零購本社發行書報章程

一　如欲購本社書報者可直接開明書目連銀寄至「浙江紹興城中紹興醫藥學報社」收

一　書價若干按加一成以作寄書郵費

一　書價與郵費可用郵局匯兌其章程問就近郵局便知

一　郵滙不通之處請購（五厘至三分爲止）之郵票以一百零五分作大洋一元核定封入函中掛號寄下（郵票須用油紙夾襯）

一　一人購書報上五元者可將書價以九折核寄上十元者以八折核計零購無扣（購舊報及代售各書不在此例）

一　一人預定當年月報之上五份者可將報價以九折核計上十份者以八折核計

紹興醫藥學報

第十一卷第十號

中華民國郵政局特准掛號認為新聞紙類

紹興縣西橋南首和濟藥局發行常備要藥及書目

消暑七液丹每方二分四　立消痱子粉每袋二分　滲濕四苓丹每方二分

萬應午時茶每方一分　查麯平胃散每方分六　痧氣開關散每瓶五分

急救雷公散每瓶一角　霍亂定中酒每瓶一角　回陽救急丹每兩二角

急痧眞寶丹每瓶一角　瘧疾五神丹每瓶一角　痢疾萬應散每服四分

喉症保命藥庫每具一元　沉香百消麯每方分四　樟腦精酒每瓶二角

葉氏神犀丹每顆三角　太乙紫金丹每顆二角四　飛龍奪命丹每瓶一角五分六

開閉煉雄丹每兩八角　立效止痛丸每瓶三角　厥症返魂丹每粒三角四

萬應保赤散每瓶四分　金箔鎭心丹每瓶三角　肝胃氣痛丸每瓶二角

鴉片癮戒除法二册三角　增訂醫醫病書二册五角　痰症膏丸說明一册一角

先醒齋廣筆記四册一元　喉痧證治要略一册六分　臨證醫案筆記六册一元二

彩色精圖中西彙參辨舌指南出版　曹炳章編撰分訂六厚册布套一函用上等連史紙石印每部定價洋二元正七折實洋一元四角外埠加郵費一角一分連掛號在內其內容要目已詳本年紹興醫藥學報第六期曹君緒言中此書皆有關於中西醫診斷上實驗之必要凡我同志皆不可不備此書也書已發行購請從速　紹興醫藥學報社亦有代售

紹興醫藥學報

紹興醫藥學報

第十一卷十號

第十一卷第十號

時屆冬令首貴補血

否則癆症瘋濕臂尻酸楚或腰痛等患恐難免累及矣

請觀上海著名西醫所稱頌之天下馳名補血聖藥之效用爲何如也

身體軟弱者冬季更屬萬難因在夏令數月已飽受暑熱身疲力乏之矣是以有識者往往預防調護其身體使將來寒濕相侵有所抵禦也即秋盡冬初之際預爲補血使血氣充足爲要韋廉士大醫生紅色補丸乃是補血之聖藥名醫特用此丸開方療治其病人亦有西醫自己服用或爲家用良藥請觀上海大通路西醫顧延青先生之證書其來示云啓者余每日臨診常用貴藥局韋廉士醫生所創製之紅色補丸以治疾病凡血虧腦疲所起之各症均見奇效即如血薄氣衰腎虧善忘遺精夢泄風濕痺痛或骨酸楚咳嗽痰稠氣喘嘔吐精神不振竟有藥到病除之奇功且可助初脫雅片烟癮者余非有意狂言余實緣代病家鳴謝而頌補丸之奇功特附濟世頌詞如左

韋氏青囊　壽世無量　靈丹妙藥　勝若慈航　濟苦神效　道德昭彰　盧扁媲美　中外名揚

天下馳名補血健腦韋廉士大醫生紅色補丸

凡經售西藥者均有出售或直向上海四川路九十六號韋廉士醫生藥局函購每一瓶中國大洋一元五角每六瓶中國大洋八元郵力在內

衛生小書奉送

茲有精美衛生小書對於閣下及尊夫人與令郎等均有裨益如欲索取卽須寄一明信片至以上所列地址原班郵送可也

海内外藏書家鑒

我國醫書汗牛充棟各家藏刻流通者少致日久歸於湮沒此豈先人著作時初願所及耶本社竭力搜求凡藏有各種醫藥書籍者務祈開明書目卷數版本等示知本社當出重資相求并可代爲流傳發行

紹興醫藥學報社啓

新到代售書

繪圖辨舌指南六册　洋二元
衷中參西錄二册　洋一元五角
叢桂草堂醫草二册　洋三角
虚勞要旨二册　洋四角
雷氏全書（木刻大版）　洋二元
王孟英簡敏方（木刻大版）　洋六角
汪刻愼疾芻言（木刻大版）　洋二角
育兒與衛生二册　洋四角五分
最新中等生理教科書一册　洋四角
最新生理衛生教科書一册洋二角半
簡明生理學一册　洋一角半

紹興醫藥學報社啓

吾醫藥界同道願得一有利之副業乎

▲請代售皮膚百病之唯一靈藥

皮膚之病夥矣如疥癬癩瘡等之種種疾患推其原因無一非皮膚缺乏成分黴菌繁殖其間之所致其爲患也初則搔癢難忍皮膚燥裂繼則腐爛腫痛膿水淋漓不但作事不便行動爲難抑且令人易於憎惡春夏之間傳染更易星星之火足致燎原本醫院發明之皮膚萬靈膏已二十餘年銷路甚廣成效卓著有收濕解毒之獨長殺蟲滅菌之專能凡皮膚諸病搽之卽除誠保護皮膚之健將也現在各省皆有經理代售者願各醫生各藥店及患皮膚諸病者購試之定價每盒實洋三角外埠函購郵票可以代洋另加寄費一成如各地醫生藥房商號願大數批發代售者自當卽班函知奉告代傳章程

總發行所紹興北海橋裘氏醫院

◉本報星期增刊九十一號目次

◉本報星期增刊九十二號目次

本社發行星期增刊每年五十期預定全年大洋六角外埠郵寄每期加帶力五厘自去年始刊一號至五十號已再版彙訂二大厚册定價大洋一元帶力七分五釐今年已出至九十三期如未定閱者五十一起尚可補寄

紹興醫藥學報社啓

◎木刻大版醫藥叢書（每集洋一元六角）

第一集目錄

莫枚士研經言卷一	二角
周氏易簡集驗方全	四角
羅謙甫治驗案卷上	四角
吳鞠通醫案卷一	四角
惜分陰軒醫案卷一	三角
人參考全	一角

第二集目錄

莫枚士研經言卷二	二角
羅謙甫治驗案卷下	三角
吳鞠通醫案卷二	三角
惜分陰軒醫案卷二	三角
市隱廬醫學雜著全	三角
李冠仙知醫必辨全	四角

紹興醫藥學報第十一卷第十號（原一百廿六期）目次

論文

學術

紹興醫藥學報

二

雜著

月刊校勘記　鎮江楊燧熙

第十卷第四號證治精辨第一張第四行倘過其時即變其候反象現矣(誤刊反現象矣)第二張第一行果病在上中焦氣分而未入下焦者(誤刊果初病在上焦氣分而未入中下者)

楊燧熙先生秘製靈藥廣告

鄙人研究中西醫學垂三十年所有心得經驗良方今特配合以應病者之急需爰將各種藥品名稱及價目披露於左

白腐喉症聖藥	每瓶大洋五角	紅腫喉症聖藥	每瓶大洋五角
時疫奪命散	每瓶大洋二角	神效除痛散	每袋大洋一角半
立止牙痛散	每袋大洋二角	立愈頭痛散	每袋大洋三角
清熱散	每袋大洋三角	安胎散	每袋大洋三角
梅毒散	每袋大洋三角	戒烟藥水	每瓶大洋三圓
下疳散	每袋大洋三角	神效消除瘡瘍藥油	每盒大洋三角
神效生肌藥油	每盒大洋二角	神效拔毒藥油	每盒大洋二角
筋骨疼痛藥	每袋大洋二角	咳嗽散	每袋大洋二角半
婦科育麟丸	每料大洋二圓	婦科白帶藥	每盒大洋五角
通幽丸	每粒大洋五分	內服安腦藥	每一日量洋三角
安腦祛疾聖藥	每袋大洋五角	名目繁多 不及細述	用法詳於仿單

鎮江楊燧熙製藥部總發行所　外埠郵力自理

本艸思辨錄

吾越先輩周百度先生著　家藏精刻本四厚册　中紙中裝　定價大洋八角加郵力七分五釐　此書素未印行　現有數十部歸本社寄售　購者從速

中醫須互參哲理心理二學說

竹餘祥

中醫尙氣化以哲學爲根據西醫重解剖以科學爲實驗近來科學闡發達於極點故西醫得占優勝地位中醫若欲與之抗衡亦宜從根本上進取須參究哲學爲急務古聖之立五運六氣陰陽四時非精於哲學者安能探其深奧哉心理學之於醫學關係尤切以心力可左右肉體即心身相關之理晉書載云樂廣字彥輔遷河南尹常有親客久闊不來廣問其故答曰前在座蒙賜酒方飲忽見杯中有蛇意甚惡之既飲而病甚重於時河南廳事壁上懸有角弓廣意盃中蛇卽角弓也復置酒於前處飲之曰盃中復有所見否答曰所見如初廣乃告其所以客豁然意解沉痾頓愈名醫類案云有人因酒渴飲石槽中貯水翌晨見槽中殘水多小紅蟲腹中遂覺有蛆物而病發名醫吳球知其由疑心而作病卽取紅色之結綫其狀如小蟲者加之于藥品內爲丸使病人於暗處服之而後以盆貯水使瀉出於內則葯中之結綫

恰如蛆病人見之病立愈今之患瘧者有謂鬼瘧每於未發之前避匿他處竟有因之而愈者以其心中存有瘧鬼已遠離之觀念所致又如精神學家宗教家釋家道家均以心理治療重病者不一而足可知心理之有益於醫界豈淺鮮哉總之醫學若專恃生理與藥物爲研究恐不能達完善之結果祥本不知哲理心理豈敢妄參末議然讀內經道生陰陽等篇及近之精神學靜坐法丹養氣法及壽甫先生之吸升呼降交通任督等論益知哲理與心理實爲醫學上之要素爰綴數語與　諸博學士商確倘不以祥言爲河漢而常賜教言於醫報參以二學說則醫學之進益定無量矣

論高思潛君脫離陰陽五行範圍之不可

臨海蔣璧山

高君思潛創設中國醫史研究社其徵求醫史材料條例而以脫離陰陽五行範圍爲規則此鄙人期期以爲不可也蓋高君名雖爲研究中國醫史實則爲西醫影響

之所束縛而不知中國醫學精微獨到之處即在此陰陽五行之理也歐西風氣自昔草昧而今漸文明其醫理進化尙在研究時期而未達於極點若中國則否三皇五帝時代聖人迭興凡所著作皆有神明不測之妙如河洛圖書易象卦畫俱非後人夢想所可又黃帝著內經神農著本草經皆本圖書卦畫之理以發明醫藥之精義此爲中國醫學開始之鼻祖爲數千年名醫大家治療所莫能外亦爲數千年名醫大家研究所莫能盡入之則博大精深出之則明白淺鮮物物皆具亦須臾不離隨人所知之淺深卽以驗其治效之廣狹亦卽以定其醫名之高下此誠中國醫史中精髓靈魂之所在也鄙人學術空疏無能研究聊將祖父相承之遺訓及生平經驗之所得約略述之如左以臟腑而言內經言五臟屬陰藏精氣而不瀉六腑屬陽傳化物而不藏陰陽之性情不同故其職權亦異葉天士又謂作渴乃胃陰之乾易飢爲脾陰之熱不食脹滿脾陽失動化之權停積逆嘔胃陽負通降之職徐洄溪稱

此篇治法獨得眞傳至理名言深得內經之旨（見臨症指南卷二脾胃篇）葉氏知陰陽互根之理分析精微發明切當殊堪研究推之喘嗽爲肺陽之痺乾咳爲肺陰之傷怔忡爲心陽之虛陰虧不能以內鎭不寐爲化陰之耗陽亢不能以下交痙厥爲肝陽之上逆骨蒸爲肝陰之內燔面赤戴陽爲腎陽之脫舌焦囊縮爲腎陰之亡以及胆腑包絡三焦膀胱小腸大腸何一無陰陽之分習醫者皆宜詳辨又病氣太過者必侮其所不勝以及其所勝虛則補其母實則瀉其子此臟腑之陰陽五行有不易之至理也以辨舌而言凡舌苔色白而薄者此輕淸之邪中於上焦氣份宜開洩肺氣即愈舌苔白滑而厚者此邪困脾陽宜運脾通陽可愈若舌苔黃厚而燥者此脾陽鬱極化熱胃陽幷不通降以致脾陰胃陰交困而液乾宜用養陰以通陽之法倘舌苔黃燥漸至焦黑黑爲北方之色爲腎液之涸宜用鹹寒急救腎陰之法或舌苔灰黑而滑潤者此腎中陰盛陽微所致宜用溫腎助陽之法又舌苔色白屬金

爲氣病色黃屬土爲脾胃病色黑屬水爲腎病舌尖色紅屬火爲心病弄舌屬風木爲肝病此辨舌之陰陽五行爲不易之至理也以診脈而言內經謂衛行脈外營行脈中衛屬氣爲陽營屬血爲陰故浮部脈變爲陽病沉部脈變爲陰病有浮緊而沉數者此陽氣爲寒邪所困而陰份已化熱也有浮數有沉緊者此陽有邪熱而陰有沉寒也有浮躁而沉微者此陰竭於下而陽脫於上也有浮微而沉緊小者此陽虛於外而陰閉於內也脈弦長屬木爲肝病脈堅硬屬金爲氣病脈洪數屬火爲熱病脈遲緊屬水爲寒病此脈學之陰陽五行有不易之至理也以本草而言氣爲陽味爲陰氣厚者爲純陽薄爲陽中之陰味厚者爲純陰薄爲陰中之陽氣厚味薄者浮而升味厚氣薄者沉而降氣味俱厚者能浮能沉氣味俱薄者可升可降氣有溫熱涼寒平味有酸苦甘辛鹹此藥物之陰陽五行爲不易之至理也星刊八十號高君有疑問三則一則爲產後陰合而不開二則爲產後陰開而不閉夫陽爲氣其性動

而主開陰爲血其性靜而主闔故陰陽調和則開闔如意若陽氣大虛則開而不合陰血凝滯則閉而不開是以陰合之症法當疏陰以通陽陰不閉之症法當扶陽以配陰猶如大腸固閉不通者係腸中陰液之不足滋其陰卽通（如傷寒之承氣湯溫病之增液湯）大瀉後肛門洞開如竹筒滑利不禁者係腸中陽氣之大虛固其陽卽合（如溫中益氣湯六君子湯之類）故凡合而不開者當責之於陰開而不閉者當責之於陽則事無不濟矣三則爲齒內生孔齒爲骨之餘腎主之腎陽足則齒能堅固而不壞腎陰充則齒有滋養而不枯若腎中陰陽兩虧則崩空搖落之患以生苟明陰陽之理則制止進行之法可了然矣倘不明陰陽之理不知觸類旁通有如西人每遇一症祗知於局部上有形之物質求之吾恐每症必解剖每人各具愛克司透光鏡而仍不知其所以然也試思西醫進化之原在解剖與化驗二端而已若解剖所不可見化驗所不可知者則西人之術窮乃無從以證明之輒妄詆中醫

理想爲空疏殊不知解剖所可見化驗所可知者有形之物質耳若無形之氣化祇可以理想祇可以意會而不得以目覩之以鏡窺之也故西人所談之病理爲神經血球之變異也爲局部黏膜之發炎也爲微菌病毒之傳染也外此如六氣之感冒傳變元氣之脫陷痺阻則無得而知之焉其所談之藥物謂石膏僅供造作器具之用謂阿膠爲別無下膈疏痰之效謂西洋參亦無養生之質料殊不知石膏之氣微寒阿膠之氣降下西洋參之氣清以堅氣本無形一經化學分析已散歸太虛何所得見其得見者所餘之殘渣耳是以西醫之療病祇知對症療法局所療法外表輕淺之症單純物質之病收效頗佳至如內傷虛勞之重症隔二隔三之方法未之前聞也西醫之於藥物祇知有味不知有氣故不知有寒熱溫涼之別并不知有升降宣通補助元氣之劑此誠西醫之缺點斷不可以一例盲從者也故知陰陽五行之理則頭頭是道信手拈來俱中肯綮不知陰陽五行之理則惝怳無憑緲茫無據雖

備集聞診打診觸診測溫表探喉鏡消息子各器具僅可探得肌肉上血液上之變異而於元氣病氣有無進退之要點仍不可得而知之焉僅可分別藥物上之退熱劑瀉下劑强壯劑收歛劑而不能分別退熱劑之退虛熱邪熱陽熱陰熱瀉下劑之瀉氣滯血滯陽水陰水强壯劑收歛劑之壯氣壯血歛陰歛陽焉然則脫離陰陽五行之範圍是即脫離中醫之確實證劵脫離確實證劵是卽診斷無定評方劑無定法致使治療無確實成效之可言無確實成效之可言勢不至盡棄中國之醫學而一一於西醫之是摹是倣不止噫高君之發言雖微其流弊必有不忍言者盍亦反其本矣

中國醫學上改進之研究談

常熟張汝偉

近數年來之中國可謂新舊過渡之時代也巳矣近數年來中國之學識其複雜不純不可殫數卽醫學一端亦正中西鑿枘彼此攻擊不能融洽之時代也新文化家

每詆中醫謂不適用於今之時代而醉心西學然求其秘果亦殊少圓滿於或是倡中西溶治之說各處之集會設社發行報紙胥爲此圖然自古無不弊之法而有不易之理參西法而改進中醫是積極之互助學也其改進之義有廣狹其最廣義則盡去中國成法胥用化學藥質無論大小內外之症悉歸醫院主治是也其次廣義則使普通人民胥有衛生智識中西融而爲一無軒輊之可言是也其狹義則專以中醫學術上研究中藥藥質上改良所謂勤求古訓孜孜不息者是也吾中國數千年來惟有狹義的改革今之持極端改革學者亦惟醉心於狹義的改革故吾今所研究亦在此狹義的改革中國醫學如仲景傷寒論爲治外感之鼻祖金匱一書爲治雜症之綱領靈素內難又天人合參造乎至極綜此三書悟而明之用已不竭後賢各是其是分門立戶派別各異而學以之歧然當立言之時亦屬隨其所遇原思補偏於救弊未免矯枉過正而昧者不察管窺蠡測因噎廢食以致道日晦而學益

陋降至今日不復學之可言而惟術是求獻媚趨勢倖功避禍視爲利藪何來濟世之誠甘苦不分遑說天人之理就狹義之改革言之厥有六章試詳言之以後

一曰取締　王孟英曰醫非天資明敏者不可學非篤信慈善者不可學非好學深思者不可學非臨機應變者不可學葉天士云醫可爲而不可爲也柯韻伯云胸中無半點塵目中無半點塵纔許作古書註疏卽應世治病何獨不然惟自醫品既雜醫術不純於是有學醫人費之歎矣今欲中醫之改進就狹義方面而言其第一大義曰取締今之醉心西學者莫不曰中醫改良而亟宜取締顧取締之義太廣爲仍不適用於今之時代也曩閱紹興醫報浙江省取締醫生暫行規則二十二條甚爲妥適不過其考試之法必須於中醫之學識相試驗若舍中而考西是南其轅而北其轍也西學只可參考不可作爲正題以中醫之所學如是迨考試得錄之後尤應亟設傳習所以擴充其智識素習中醫者則授以西學講義俾知中學之所短而有

以補救之素習西醫者則授以中學講義俾知中學之奧妙而有以返正之至第十二條之所訂似可不必因醫若得時日有百號精神不給若遇富貴之家理應高抬價格以濟夫精神上之虧損（因富貴之家聲價不高者每視爲鄙夷而不屑請或則喚如牛馬故也）如遇貧病之家或送診或給藥仍各本其天良可也惟車馬轎費理應規定以免臨時騷擾第十四條似宜從緩因今中國之人民智識與警察程度均未造詣功深若動製報警家屬不甯病者益急再加以警察之騷擾病本不死而亦死矣醫學苟良何患無挽救之法耶況卽遇疫亦未必盡傳耳第十七條之規定亦有未妥此由於病家之自信力似與醫者無涉宜設法取締病家此余之取締上之研究也

二曰分科　天下無一目十行之才亦鮮過目不忘之人操術之精否亦視乎其專一耳羿之射師曠之聰亦由於拳拳服膺心志專一耳人之心神腦力有限若泛學

不專必致一無所成醫學一事萬緒千端變化不測古謂精於醫者幾於僊信不誣也古人知醫學之複雜難精是以有分科之舉各盡所長以至於精列來分科各異靡所適從惟王晉三古方選註所列十三科較爲確當然猶遺失針灸一科以愚見言之傷寒科宜併入內科以外感未有不挾內症內症未有不挾外感耳傷寒一名統括風寒暑濕燥火六氣言之若單以傷寒列科同一發熱病家且不識豈非僨事乎痘疹一科宜分而併之痘症小兒居多宜併入幼科痧疹外感之邪宜併入內科以多列名目適以開簧鼓惑人之漸折傷金簇宜併一科而統曰傷科祝由符禁針灸合併一科而統曰針灸科祝由符禁突屬異端然其立功顯效處有足令人驚服者然往往藉一針以愈病故凡風癱怪異之症往往都以針灸治之故針灸一科似不得不列而祝由符禁之書另有秘傳宜設法贊揚使習針灸者兼習之其他如女科之兼產科咽喉科之兼口齒眼科之兼耳鼻瘍科之統治外症更無待言矣自分

科之後考試卽以何科爲標準牌上亦須註明某專科科外之症不得濫視界限既嚴用心自一日習純熟謂術尙有不精者吾不信矣今將分科懸見列表於下

醫學分科大綱一覽表

- 咽喉科：口、齒、舌
- 瘍科：癰、瘡毒、疽
- 內科：傷寒、雜症、痧疹
- 針灸科：祝由、符禁
- 女科：胎前、產後
- 眼科：耳、鼻
- 傷科：金簇、折傷

三曰破除迷信　古人之神道設教原所以輔王治之不及而懲細民之妄作也今者文化日進科學發明一切虛妄誕僞之事悉宜打破曩者紹興報載各處醫俗莫不免夫陋習習之所以陋類皆由於迷信也夫病不求醫而亟圖送鬼稍有智識者咸能知其謬妄然猶有不可盡信不可不信之談可見迷之甚者也其他如江湖異道兜售草藥妄言包治爲害更烈此固由於病家無普通智識猶不足怪最可惡者各神廟之籤方林立是也夫神而果神亦萬不能以刋版一定之死方而治萬變不測之活病況所謂仙方者不是大溫卽是大涼不是峻補卽是猛攻倘一誤投挽救無及卽服平淡無奇之劑亦足以貽誤因循致成不救是以欲中醫之振興務必打破迷信禁絕仙方拘罰送鬼勸懲兼施夫以旣考試之醫又分科以專其學病家又專心以待之治則功效自見而千年之大過庶幾可復光明乎

四曰改良藥物　孟子曰工欲善其事必先利其器藥物者醫之利器也醫學旣進

方藥自純澤而藥物不良亦一種之大阻力也然改良藥學豈易言哉就今日言之亦有廣狹二義其廣義則用化學提精煉汁完全脫中醫之舊法是也就狹義之改革言之則謹宗古法㕮咀炮製絲毫不苟出產道地第一改良飲片勿專務外觀而全失本性毋煩視手續而製法不純丸藥一切類以低貨腐爛充之又宜各本天良一清積弊或派專員以輪流監察之此當另訂取締藥肆簡章與取締醫生並行不悖方有效也

五曰統一學識　孟子曰離婁之明公輸子之巧不以規矩不能成方圓人只知刻舟求劍之爲固執不通而不思超乎象外者必得旨於圜中也醫學亦宜然耳仲景靈素醫家之繩尺也後世之書匠人之繪圖也圖無一定而不能舍繩尺以求今之學者各執偏見信以爲是有如葉天士之畏柴胡吳又可之喜用石膏張景岳之必用熟地皆其偏也後之人信其偏不問其病症之屬熱屬寒而胸中已橫亙一種畏

凉喜熱喜熱畏凉皆由於學識之不統一故欲中醫改進必須融會貫通而一宗仲景之治不必斷斷以西學爲尙也

六曰視察　日久玩生人之常也喜逸惡勞人之常也每日三省有幾人耶醫學之改進法既如上列五條之所言可謂盡美盡善矣然猶未焉何以言之夫一時之考試尙取平日之經驗難知况日久玩生診餘之暇何嘗展卷無事之時有家計者日沉湎於花天酒地之中境拮据者無非圖米鹽瑣屑之事尙有診餘之暇研究其是非覆核其可否耶則視察一層又不可少敎育一道尙有縣視學省視學之規定醫旣取締可不設乎夫視察員所以促醫生自省之力而勉於爲學者也俾得因見而悟因悟而見交相爲用而其學益精夫而後計其陳跡分別懲賞使善者有所勸不善者有所勉則凡吾同胞庶幾可共享天年之幸福歟

我之對於醫學

江都宜陵鎭徐心如投稿

不佞讀醫報已達十年矣不敢以片言隻字示人者恐鄭聲亂雅樂致貽齊東野語之譏昔范文正謂不爲良相便爲良醫作秀才時卽以天下爲己任先儒顧亭林云天下興亡匹夫有責合兩說以觀則又緘默之不當推而廣之天下百倍於我之才而抱藏拙之宗旨者十有八九其人今試開幕一鳴我之對於醫學雖拾人之牙慧然於我實則爲破題兒第一回

中國醫學之頹廢不儘今日始自唐宋已然雖代有名人發揮經旨無如各承家技終莫能一貫我國不欲振興醫學則已若欲振興醫學非羣策羣力不可淸季末葉東西洋醫學漸輸入我國我國人耳目爲之一新至於今日無處而非西醫中醫有一落千丈之勢政府取締國人鄙棄堂堂中國歷四千餘年相傳之聖法不幸墜於今日如將萎之殘花又來風雨斯時宜更換新土加意培漑異日春回寒谷自然蓬蓬勃勃枝葉扶舒而花大如斗矣否則坐視其憔悴言之能無憬然今之醫學前途

有兩重障礙一爲新學派一爲舊學派新舊之間往往意見不洽以予眼光觀之何其局量之小哉學問之道無分中外惟眞理之是求擇善而從大公無我

聖人不凝滯於物而能與物推移試以今歲長夏痢疾論內經謂之腸澼又稱滯下病因雖不一然夏秋之間以暑濕二氣爲最多問何以致此不曰傷氣則曰傷血如氣血兩傷則紅白雜下治法固非一端大要不過謂調氣後重除和血便膿止究竟病從何方來經過何道路伏於裡不發是何現象一朝感發又是何現象伏于何經何絡發於何臟何腑若不涉獵新學者予恐不能鑿鑿言之也即言之亦無非陰陽五行生尅之理或據葉薛吳王諸溫病家言以爲中焦下焦邪多邪少傷陰傷陽籠統以言之舉此一端可以知我中醫全從理想意度治病忽於實事求是古人竟有以醫者理也醫者意也爲解惡是何言也夫診病如斷案用藥如用兵不眞知灼見含糊了事不幾等於霧裡看花水中掬月然則如之何而後可余以爲凡初學者必

須先明經絡臟腑皮毛骨骼五官等之呆形後明消化循環神經之氣化然後病理學診斷學治療學最後藥物學以及衛生學予之言未能畢乃事予之意可以粗告成願倡議保存國粹者對於中西新舊兩問參合行之不過十年我華人或有揚眉吐氣之一日如越之報吳果能如所願余又何不樂於以片言隻字示人而為天下懷才不售者勸焉

「打封式」取締醫生

和縣高思潛

取締醫生，本來是一件極好的事，並且是一件極緊要的事．蓋按之事實；徵諸歷史；參以各國的法律；都有取締醫生的必要！取締醫生的規則已頒出來了，各處已次第的實行取締了，醫界不日可肅清了．那知預想和事實，完全反對！景德官廳考取醫生辦法：分醫生為甲乙兩種，甲種每年繳洋二十四圓，乙種十六元．廣州衛生局章程：中西醫生，均須赴局領照，照費十圓．他們的眼光，却在錢上；愼重民命的裡面，却是歛錢，這豈不是大怪事！取締醫生，現在才動機，就有這種現象．將來變本加厲，還不知鬧到甚麽田地呢？唉！民國以來，從外洋輸入的許多好名詞，都被人假借弄糟了．卽如取締醫生，原來也是一個好名詞，如今這些官廳，把他拿來做面具，去搜括那些醫生，這個名詞，又被他遢好了．醫生不學無術，就應該取締，既承認他爲正式醫生，就不該想出方法要錢．若是以錢爲目標，直接要錢就得了，何必又多這一道考試的手續呢？俗語道：「强盜遇見打刼的」．庸醫以藥死人，又逼索人多金，簡直和「强盜」無二樣；官廳乾沒他的腰包，使他慴伏不敢抗拒，較之「打刼的」，還要强些．這一句話，彷佛是替取締醫生寫照，越想越像！我從前做「我的取締醫生觀」那一篇時，說的很起勁，那知還是替「打刼的」吶喊，實在殊不值當．

出；壓力移去，空氣或水，得復入內・若此現象，與人身胸部之張縮，左右空氣之出入口者，厥形相同・

胸腔之作箱狀，讀者已於前節中知之；然胸腔之箱上，有一彎曲之頂，其兩面作弧形狀；下面之底，亦爲弧形・頂與兩面，皆骨質所成，底面爲一柔軟筋肉所成之薄膜，名曰橫隔膜Diaphragm・屬於橫隔膜之右者爲肝，其左爲胃・

吾人因呼吸而擴大胸部之方法有二：一則由於肋骨之上舉，一則成自橫隔膜之下降・試按兩手於胸部兩旁，（其地位約在臂部稍下處）爲深呼吸之吸氣時，卽覺肋骨上舉・或另按手於橫隔膜部位處，滿吸空氣，則覺胃稍突出；然空氣不能入胃而使之膨大，其所以能向外稍突者，實由於橫隔膜漸漸向下平坦之力所致・當橫隔膜休息，卽呼氣時，向上彎曲成弧形，與半球之形相若；及肺滿充空氣，則橫隔膜下降平坦。

第五節　鼻與口之呼吸運動

鼻乃司嗅之用，亦爲吸氣之通道。口則爲食物必由之路。吾人如將口緊閉而使胸腔擴大時，空氣勢必由鼻孔內入；如將口張開，則因口之通路，較鼻孔爲大，多量之冷空氣，將由口逕經氣管，以達於肺，殊害健康。故吾人吸氣，當取道細小之鼻孔，緩緩吸入，而肺所吸納之空氣，得以溫暖適度矣。至呼氣，則不妨用口。

人如以鼻孔吸氣不便，或熟睡時張口呼吸者，則醫生將攷驗其咽喉。至於用口吸氣之惡習慣，讀者決不宜養成之。

讀者曾留意於鼻孔內之細毛乎？此諸細毛，爲砂泥之濾袋。當空氣經過鼻孔時，砂泥之質點，卽被細毛捉住，使之不能逕入咽喉與肺。如砂泥之質點過大者，鼻孔內必感奇癢，吾人可用氣衝出之；有時此質點刺戟鼻孔劇烈時，吾人則以噴嚏而驅逐之者也．

第六節　胸部之發育

呼氣時，讀者可將胸中空氣盡量呼出，用帶尺測量胸部爲若干英寸；既復將空氣吸入，滿盈胸部後，再測量之，可知胸部之漲縮力爲何．讀者可按手於腰部，用力緊壓之，則每一呼吸，以受此壓力故，時間爲縮短乎？抑爲延長？當吾人吸入空氣，胸部擴張時，橫隔膜將胃壓下，如以帶緊縛腰部，則胃與他臟器，將因是而擁擠．洎乎將氣呼出，則雖插入二手指於帶與腰部之間，亦不覺其縛之緊也．

胸部開張，能助人爲長遠之快跑，且語聲洪亮，强健而有勇力．故兒童而能擴張其胸至數英寸者，其人之筋肉壯强，足以自喜；女子而有廣闊之胸部，則身體健全，可立而待．反是，人之胸部不放，傴僂其身者，肺必軟弱，百弊叢生．讀者當知每日爲深呼吸數次，每一呼吸，以十二次爲限，則胸部自能開展，學校中之健身術，實輔助胸部發育之最善者也．

第十六章　呼吸對於血液之功用

第一節　空氣出入之過路

當吾人吸氣時，胸部因之開張，空氣由鼻孔衝入，通過咽喉，以達於氣管．此氣管上頂，爲一喉頭Larynx.，或曰喉結Adam's apple．讀者可按姆指於咽喉外，約在喉頭下部處，覺有多數堅硬之環，使氣管成孔洞狀；故空氣之入氣管也，頗爲易易．氣管在胸膛頂部，分爲二枝，各入於肺，空氣卽由氣管以達於肺者也．

第二節　肺

肺分爲二，位於胸膛內部：一在胸之左；一在胸之右．讀者欲審其狀爲何，可一詢屠夫，取成對之牛肺或羊肺，細視之，則知其色爲淡紅而帶棕褐，有極細之黑斑點，宛似水綿．

第三節　呼吸樹 Breatiug Tree

吾人欲明空氣在肺之能一出一入者，先當一究氣管之爲何．夫氣管猶中空之樹幹，倒生於吾人身體中，喉頭爲其根．此形如樹幹之氣管，自喉頭下伸於胸，分而爲二大支幹：一入左肺，一入右肺．此二支幹在左右各肺中，如地上樹枝然，分而復分，至於不可再分而後已；其爲纖細，已臻其極，分布於肺之內部，爲人目所不能見．可驚奇之呼吸樹，卽緣是而成；與眞樹不同者，特眞樹之枝幹爲固體，而此則中作孔洞狀而已．在呼吸樹之小枝或細管之端，爲極纖小之空氣囊 Air Sacs，當滿盈空氣時，形圓而堅實，宛如氣球．迫乎空氣放出，（此時空氣囊並不十分空虛）空氣囊一部分立時收縮，則又與氣球放出一半空氣之形相若也．

呼吸樹

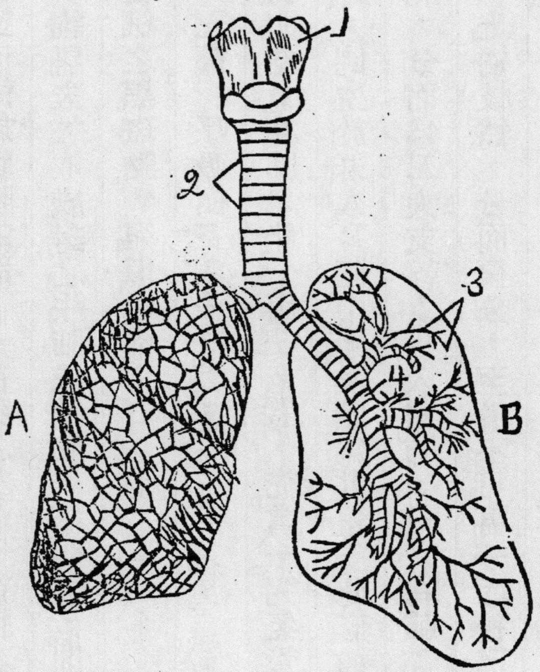

A 右肺外部之狀
B 左肺內部之狀
1 喉頭
2 氣管
3 空氣囊
4 氣管枝

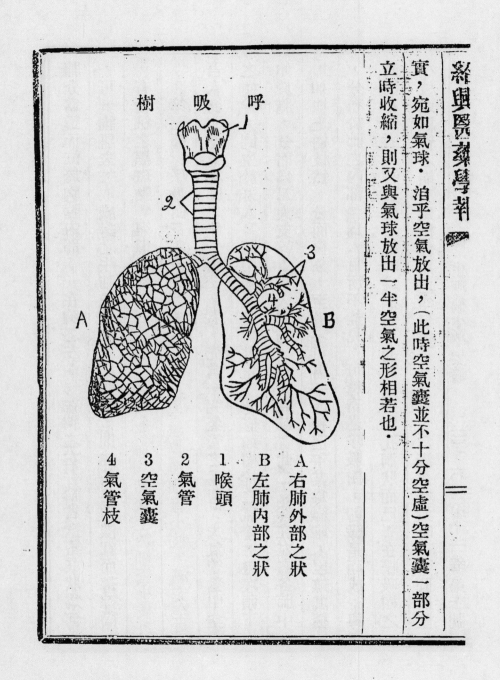

吾人當進而一考空氣在呼吸樹中往來不息之狀。夫有孔洞之樹幹，即爲氣管，其纖細之枝，滿布肺內。當吾人爲深呼吸時，胸部漸漸開張，空氣即由鼻孔入於氣管，再由氣管之二大分枝，以入於肺；然後至於細管小枝，直抵空氣囊之末端。故將胸部盡量張大，則空氣囊與細管小枝，滿充空氣。設地球上之樹，有能以氣球從幹部通入於其枝葉，則此樹之狀，將與滿盈空氣之呼吸樹相若。若將胸部降落，空氣壓出時，空氣囊之一部分，立時陷落，而各小枝細管，亦即收縮，此時送出之空氣，頗爲污濁者也。

肺內自細管，空氣囊外，有無數纖細之血管，經過其中；此肺內之微血管，受心臟之壓迫，輸血於肺，且皆通入於空氣囊之膜上，血即由此以與空氣相接近焉。

第四節　血入肺之作用

讀者試思，體內之血，何故取道於肺，以與空氣囊之膜相接近歟？蓋所以吸取新鮮之空氣者也。當血之流入於肺，汚濁而不可復用；及由肺流出，復變純潔。吾人嘗曰血之入肺有清凈之功者，其故卽此。然血何自而清潔乎？蓋空氣在空氣囊內，血管則又通入空氣囊膜中，於是血與空氣，始能互相接觸；而血中汚濁之氣質，得由血以入於空氣。待至呼氣時，汚濁之氣質，卽藉以送諸體外也。

空氣通過空氣囊之膜，血中紅血輪，卽將空氣中最佳部分之養氣，盡量吸收。是以血流出肺時，此諸血輪滿載養氣，隨以俱往。筋肉，腦，及體中各部機官必需之養氣，胥賴以供給焉。如是則血液之出於肺，其所含不潔之氣質，易而爲空氣中之養氣，故質甚清潔。換言之：卽血之汚濁者，變之成新鮮矣。

中國關於精子多入的學說，照錄於下：

褚澄說：「陰陽均至，非男非女之身。精血散分，駢胎品胎之兆。」朱丹溪說：「雙胎者，……精氣有餘，歧而分之；血因分而攝之故也。若夫兩生者，剛日陰時感，柔日陽時感，則陰陽龐雜，不屬左，不屬右，受氣於兩岐之間者也。亦有三胎，四胎，五胎，六胎者，猶是而巳。男不可爲父，陽氣之虧者也。女不可爲母，得陰氣之塞者也。兼形者，由陰爲駁氣所乘，而爲狀不一。以女兼男形者爲二：一則遇男爲妻，遇女爲夫；一則可妻而不可夫。又有下爲女體，上具男子全形，此又駁之甚也。」……案生理胎生等學，今日尚在幼穉時代，未經發明的很多。所以奇胎雙胎，就不能語明他的理由。褚氏朱氏生於數百年前，作此等言論，也不足怪。

乙　胚葉發生

精子和卵子合一爲分溝核，經桑實期，腔胞期，小腹期，三期，遂發生而胚葉和外胚葉；再由內胚葉外胚葉發生中胚葉；於是三葉漸成變化，以形成各部器官的組織。遍考中國古書，惟老子嘗說明這種現象。道德經有曰：「一生二，二生三，三生萬物。」淮南子經神訓中說道：『夫精神者，所受於天也；而形體者，所禀於地也。故曰：「一生二，二生三，三生萬物。萬物背陰而負陽，冲氣以爲和。」』文子十守篇亦有這說。所謂「一生二」，就是由分核溝，而起外內胚葉。所謂「二生三」，就是由外內胚葉，而生中胚葉。所謂「三生萬物」，就是由三胚葉，以形成全體。道家談玄，多借人身之形象，以說明幽渺之旨，如丹田，命門，天庭，玄牝等都是，不獨這一端。

【附說】案醫說說：「一月血聚，二月始衃，三成成形，爲之始胎。此亦無次第中之次第也。道生一，一生二，二生三，三生萬物。既以三而成，不得不數目而分也。」……是張氏亦曉得老子所言，是說明胎生現象的，但張氏主月數說；不若主胚葉說爲精當，我見如此，閱者評之。

各論

甲　胎體發育的次序

胎兒在妊娠十月內之發育，西洋說之最詳。中國只有淮南子，曾一次言之，後人不能由此推廣，以從事於實驗；惟剿取前人之說，因訛襲謬。所以說來總是陳陳相因，絕沒有精采的地方。今把他搜輯出來，作他日醫史的材料，故不加以說明；亦不評判。

(一)淮南子精神訓說：「一目面膏。二月而胅。三月而胎。四月而肌。五月而筋。六月而骨。七月而成。八月而動。九月而趮。十月而生，形體以成；五藏乃形。」

(二)說文說：「胚，婦孕一月也。」徐鍇注：『按文子注：「胚胚也，形如水中泡。」臣以爲胚胚卽衃，衃，凝血。』又說：「胎，婦孕三月也。」

(三)廣雅釋親篇說：「人一月而膏。二月而脂。三月而胎。四月而胞。五月而筋。六月而骨。七月而成。八月而動。九月而躁。十月而生。」

(四)文子十守篇說：「生一月而膏。二月而脈。三月而胚。四月而胎。五月而筋。六月而骨。七月而成。八月而動。九月而躁。十月而生。形骸已成；五臟乃分。」

(五)巢氏病源候論卷四十一說：「懷妊一月，名曰始形。妊娠二月，名曰始膏，兒精成於包裹。妊娠三月，始胎，當此之時，血不流，形像始化，未有定儀，見物而變。妊娠四月之時，始授水精以成血脈；……兒六府順成。妊娠五月，始受火精以成其氣，…兒四支皆成。妊娠六月，始受金精以成其精，…兒口目皆成。妊娠七月，始受木精以成其骨，…兒皮毛已成。妊娠八月，始受土精成膚革，…兒九竅皆成。妊娠九月，始受石精以成皮毛，六府百節，莫不畢備，之兒脉縷縷皆成。妊娠十月，五臟俱備，六府齊通，納天地氣於丹田，故使開節人神成備。」

（六）張氏醫說卷九說：「父母交會之初，子假父母精血，投誠於其間，然後成妊，元氣質始之謂也」一月血聚，謂之始胚。二月精凝，謂之始膏。三月成形，謂之始胎。此亦無次第中之次第也。道生一，一生二，二生三，三生萬物，既以三而成，不得不數月而分也。成形之後，陰陽施化，男女始分，隨見外象，而有感於內。四月始受少陰君火氣以養精。五月受太陰濕土氣以養肉。六月受少陽相火氣以養氣。七月受陽明金氣以養骨。八月受太陽水氣以養血。九月受厥陰木氣以養筋。十月臟腑俱備；神明已俱；候時而生。」

(七)顱顖經說：「成胎之後：一月爲胞胎，精氣凝也。二月爲胎形，始成胚也。三月陽神爲三魂。四月陰靈爲七魄。五月應五形，分五臟也。六月應六律，定六腑也。七月精開，竅通光明也。八月元神具，降眞靈也。九月宮室羅布，以禦外侮。十月受氣足，萬象成也。……此胎元長養，造化自然，非人力也。」

上列各說，用「大旨略同」來分析他，可分析爲三組：(一)(二)(三)(四)爲第一組；(五)(六)爲第二組；七爲第三組。三組之中，算第一組所說較爲醇正，只是不詳細。其餘，還有未看見的；也有看見不收的。看見不收的，是因爲他不出這範圍；未看見的，恐怕也未必出這範圍。那麼，中國關於胎體發育次序的學說，已算是盡行網羅在這個地方了。

乙 臟器發生的原因

中國關於臟器發生的問題，總是用陰陽五行來解決他，固然是荒誕，然亦間有的確可信的。研究他的人，必須運著很清醒的頭腦，具着抉擇的眼光，才能不被他束縛咧。

唐宗海在他所著的醫經精義上說：「天地只此陰陽，化生五運。……人生本天親地，故生此五臟，以應天地之陰陽。必先知人之五臟，本於五行；然後發之爲百骸，推之爲萬物，莫不本於五行焉。」這是極端的陰陽五行論，用以解決上設的問題。素問生氣通天論說：「夫自古通天者，生之本，本於陰陽。」他們就拿這話做根本觀念。如今且把他細表一番：

王弼老子注說：「天生人，以五氣從鼻入。」天怎樣以五氣生人呢？素問陰陽應象論說：「東方生風，風生木，木生酸，酸生肝。南方生熱，熱生火，火生苦，苦生心。中央生濕，濕生土，土生甘，甘生脾。西方生燥，燥生金，金生辛，辛生肺。北方生寒，寒生水，水生鹹，鹹生腎。」於是由五臟以生六府；靈樞本輸篇說：「肺合大腸。心合小腸。肝合胆。脾合胃。腎合膀胱……三焦。」生五竅；素問陰陽應象大論說：「肝在竅爲目。心在竅爲舌。脾在竅爲口。肺在竅爲鼻。腎在竅爲耳。」生五體；素問陰陽應象論又說：「肝生筋……在體爲筋。心生血……在體爲脈。脾生肉……在體爲肉。肺生皮毛……在體爲皮毛。腎生骨髓……在體爲骨。」生五液；素問宣明五氣篇說：「心爲汗。肺爲涕。肝爲淚。脾爲涎。腎爲唾。」生五華。素問六節藏象論說：「肝華在爪。心華在色。脾華在唇。肺華在毛。腎華在髮。」……這就是五氣生人的大概情形。

藥物研究錄續編

醫報同人撰 裘吉生輯

山藥解

鹽山張錫純

山藥色白入肺味甘歸脾液濃益腎能滋潤血脈固攝氣化甯欬定喘強志育神性平可以常服多服宜用生者煮汁飲之不可炒用以其含蛋白汁甚多炒之則其蛋白汁焦枯服之無效若作丸散可軋細蒸熟用之

【附案】

一室女月信年餘未見已成勞瘵臥牀不起治以拙擬資生湯（方載衷中參西錄第一卷）復俾日用生山藥四兩煮汁當茶飲之一月之後體漸復初月信亦通見者以此證可愈訝爲異事

一婦人產後十餘日大喘大汗身熱勞嗽醫者用黃芪熟地白芍等藥汗出愈多後愚診視脈甚虛弱數至七至審證論脈似在不治俾其急用生山藥六兩煑汁徐徐飲之飲完添水重煑一晝夜所飲之水皆取於山藥中翌日又換山藥六兩仍如此煑飲之三日後諸病皆愈

一人年四十餘得溫病十餘日外感之火已消十之八九大便忽然滑下喘息迫促且有煩渴之意其脈甚虛兩尺微按即無急用生山藥六兩煎汁兩大盌徐徐溫飲下以之當茶飲完煎渣再飲兩日共用山藥十八兩喘與煩渴皆愈大便亦不滑瀉

隣村泊庄高氏女年十六七稟賦素羸弱得外感痰喘證投以金匱小靑龍加石膏湯一劑而愈至翌日忽似喘非喘氣短不足以息診其脈如水上浮麻不成至數按之即無僕駭曰此將脫之證也鄉村無葯局他處取藥無及適有生山藥兩許係僕向在其家治病購而未服者俾急煎服之下咽後氣息即能接續可容取藥仍重用

生山藥佐以人參萸肉熟地諸藥一劑而愈

一婦人年三十餘泄瀉數月不止病勢垂危倩人送信於其父母其父將往瞻視詢方於愚言從前屢次延醫治療百藥不效俾用生山藥軋細煑粥服之日三次兩日全愈又服數日身亦康健

一娠婦日發癇風其脈無受娠滑象微似弦而兼數知陰分虧損血液短少也亦俾煑山藥粥服之卽愈又服數次永不再發

奉天大東關關氏少婦素有勞疾因產後暴虛喘嗽大作治以山藥粥日服兩次服至四五日喘嗽皆愈又服數日其勞疾自此除根

奉天大東關學校教員鄭子綽之女年五歲秋日爲風寒所束心中發熱醫者不知用辛涼表散而純投以苦寒之藥連服十餘劑致脾胃受傷大便滑瀉月餘不止而上焦之熱益熾醫者皆辭不治始求愚爲診視其形狀羸弱已甚脈象細微浮數表

裡俱熱時時惡心不能飲食晝夜猶瀉十餘次治以山藥粥俾隨便飲之日四五次

一次不過數羹匙旬日全愈

寒溫之證上焦燥熱下焦滑瀉者皆屬危險之候因欲以涼潤治燥熱則有礙于滑瀉欲以滋補治滑瀉則有礙於燥熱愚遇此等證亦恒用生山藥而以滑石輔之大抵一劑滑瀉即止燥熱亦大輕減若仍有餘熱未盡除者可再徐調以涼潤之藥無妨也奉天大東關旗人號崧宅者有孺年四歲得溫病邪猶在表醫者不知爲之清解遽投以苦寒之劑服後連四五日滑瀉不止上焦燥熱閉目而喘精神昏憒延爲診治病雖危險其脈尚有根柢知可挽回遂用生山藥滑石各一兩生杭芍四錢甘草三錢（方在拙著衷中參西錄名滋陰清燥湯）煎湯一大茶盃爲其幼小俾徐徐溫飲下盡劑而愈然下久亡陰餘有虛熱繼用生山藥玄參各一兩以清之兩劑熱盡除

同莊張氏女適隣邨郭氏受妊五月偶得傷寒三四日間胎忽滑下上焦燥渴喘而且呻痰涎壅盛頻頻咳吐延醫服藥病未去而轉增滑瀉晝夜十餘次醫者辭不治且謂危在旦夕其家人惶恐因其母家介紹迎愚診視其脉似洪滑重按指下豁然兩尺尤然爲流產纔四五日不敢遽用山藥滑石方遂先用生山藥二兩酸石榴一個連皮擣爛同煎汁一大盌分三次溫飲下滑瀉見愈他病如故再診其脈洪滑之力較實因思此證雖虛且當忌用寒凉之時然確有外感實熱若不解其實熱他病何以得愈時屆晚三句鐘病人自言每日此時潮熱又言精神困倦已極晝夜苦不得睡遂放膽投以生山藥兩半滑石一兩生杭芍四錢甘草三錢煎湯一大盌徐徐溫飲下一次止飲藥一口誠以產後脈象又虛欲其藥力常在上焦不欲其寒凉侵下焦也斯夜遂得安睡渴與滑瀉皆愈喘與咳亦愈其半又將山藥滑石各減五錢加生龍骨生牡蠣各八錢一劑而愈

一媼年近七旬素患漫腫愚爲調治月餘腫雖就愈而身體未復忽於季春得溫病上焦煩熱病家自剖鮮地骨皮煮汁飲之稍愈又飲數次遂滑瀉數日不止而煩熱益甚延爲診視脈浮滑而數重診無力病家因病者年高又素有疾病惴惴惟恐不愈而愚毅然許爲治愈遂治以山藥滑石白芍甘草方山藥滑石皆重用一兩爲其表證猶在加連翹蟬退各三錢（方在拙著衷中參西錄名滋陰宣解湯）一劑瀉止煩熱亦覺輕繼用拙擬白虎加人參以山藥代粳米湯（方在衷中參西錄第六卷）煎汁一大盌一次止溫飲一大口防其再滑瀉也盡劑而愈

隣邨生員李子咸之女年十四五感冒風熱徧身疹癮煩渴滑瀉又兼喘促其脈浮數無力愚躊躇再四他藥皆不對證亦重用生山藥滑石佐以白芍甘草連翹蟬退兩劑諸病皆愈蓋疹癮最忌滑瀉滑瀉則疹毒不能外出故宜急止之至連翹蟬退在此方中不但解表亦善治疹癮也

奉天財政廳科員劉仙舫年二十五六於季冬得傷寒經醫者誤治大便滑瀉無度而上焦燥熱精神昏憒時作譫語脈象洪數重按無力遂重用生山藥兩半滑石一兩生杭芍六錢甘草三錢一劑瀉止上焦燥熱不退仍作譫語爰用玄參沙參諸涼潤之藥清之仍復滑瀉再投以前方一劑瀉又止而上焦之燥熱益甚精神亦益昏憒毫無知覺仙舫家營口此時其家人畢至皆以爲不可復治診其脈雖不實仍有根柢至數雖數不過六至知猶可治遂慨切謂其家人曰果信服余藥此病尚可爲也其家人似領悟爲疏方用大劑白虎加人參湯更以生山藥一兩代粳米大生地一兩代知母煎湯一大盌囑其藥須熱飲且一次止飲一口限以六句鐘內服完盡劑而愈

山藥又宜與西藥白布聖並用蓋凡補益之藥皆兼有壅滯之性山藥之壅滯雖較參朮芪有差而脾胃弱者多服久服亦或有覺壅滯之時佐以白布聖以運化之則

毫無壅滯其補益之力乃愈大奉天緝私督察處調查員羅蔭華年三十許虛弱不能飲食時覺眩暈步履恒仆自覺精神常欲渙散其脈浮數細弱知倉卒不能治愈俾用生懷山藥細末一兩煮作湯調入白布聖五分服之日兩次半月之後病大輕減月餘全愈

滄州興業布莊劉傑卿之夫人年五十餘身形瘦弱廉於飲食心中怔忡則汗出甚則作抽掣若癇風醫治年餘病轉加甚馳書詢方愚爲寄方數次病稍見輕旋又反覆後亦俾用生山藥末煮粥調白布聖服之四十餘日病愈身體康健

友人朱鉢文滦州博雅士也尤精於醫其來院中時曾與論及山藥與白布聖同服之功效後鉢文還里値其孫未周歲失乳食以牛乳則生熱鉢文俾用山藥稠粥調以白布聖及白糖哺之數月後其孫比吃乳時轉胖後將其方傳至京師京中用以哺小兒者甚多皆胖壯無病

山萸肉解（續初編）

鹽山張錫純

山萸肉之性又善治內部血管或肺絡破裂以致咳血吐血久不愈者曾治一馬氏少婦欬血三年百藥不效即有愈時旋復如故後愚爲診視其夜間多汗遂用淨萸肉生龍骨生牡蠣各一兩俾煎服擬先止其汗果一劑汗止又服一劑咳血亦愈蓋從前之咳血久不愈者因其肺中之絡或胃中血管有破裂處萸肉與龍骨牡蠣同用以濇之斂之其破裂之處可愈故咳血亦隨之愈也又治一張姓少年或旬日或浹辰之間必吐血數口寖至每日必吐亦屢治無效其脈近和平微有芤象亦治以此方三劑全愈後又將此方加三七末三錢（煎湯送服）以治咳血吐血之久不愈者約皆隨手奏效因將其方登於拙著衷中參西錄名之曰補絡溫管湯（若遇吐血之甚者用此方時宜加赭石五六錢與前三味同煎送服三七末方效）

山萸肉之性又善熄內風之鐮族嫂產後十餘日周身汗出不止且四肢發搐此因

汗出過多肝虛甚而內風動也急用淨萸肉生山藥各一兩俾煎湯服之兩劑全愈至外感之邪不淨而出汗者亦可重用山萸肉以斂之邑進士張日睿之公子年十八九得傷寒證因服發散藥大過汗出不止表裡灼熱精神恍惚怔忡異常脈洪數重按無力大便數日未行爲疏方用淨萸肉生山藥生石膏各一兩知母生龍骨生牡蠣各六錢甘草二錢煎服一劑病勢減半略爲加減又服一劑全愈

洋蟲

時逸人

吾嘗謂藥物一學若非親身試驗而臆斷其主治之功效皆惑世欺人之邪說洋蟲特其餘耳試先言之趙恕軒本草綱目拾遺極贊其功用之大幾於無病之弗醫令人目眩進而攷其實際誠有大謬不然者茲以不佞身飲其害略舉言之庶足以解惑於他人非爲攻詆趙氏設也醫友某君曾極言洋蟲治胸腹痛有神效意其得諸試驗不料拾餘聞也戊午之秋余攖腹痛者累日以兒輩之蓄有此物也逕取念枚

呑之下咽之後一時甫週慾火怒張莫之能遏大有陽强不倒屢戰不疲之勢全仗克己功夫半H許逆流方止吁可畏矣此後則今年春季因食棗糕之故不意誤呑數枚入腹迨夜半則陽勢勃興慾火頓熾因困倦夢寐之餘遂勉力尅制而次日則兩目紅腫赤痛月餘方平當其盛時雖日進大劑白虎曾不能少殺其炎炎之威誠哉是險也若夫前乎此事者則丁巳之冬余家初蓄此物意其食皆上品必具有補益之特性乃偶爾食之(旬日之間不過食數枚而已)旬日之後炎證大作股膀之間紅腫赤痛內則煩渴便秘食少溺赤所尤甚者陽强終日不倒慾念累日不休誠有燎原之勢於是以芒硝玄參等大劑藥之又經旬日方幸撲滅歷言往事可作前車之殷鑒者至今猶餘畏未消同抱利濟主義必能俯鑒愚忱故率筆報端以存一得想明達之士當斥是物爲宣淫導慾之孽媒云

酒客忌桂枝感言

諸暨葛介人

酒客忌桂枝一語我國醫生皆奉爲臨證時之準繩然考其由來實自仲聖傷寒論中酒客不可與桂枝湯得之則嘔以酒客不喜甘也凡服桂枝湯吐者其後必吐膿血也故當用桂枝之時一聞嗜酒遂縮手礙筆以謂先聖遺訓自宜謹守棄可救之同胞作枉死之鬼魅噫此等人能讀仲聖之書而不能體仲聖之心欲守仲聖之法反敗仲聖之法仲聖實含寃九原矣夫桂枝之性雖俱辛甘然氣味極薄且有平肝之功肝爲藏血之器肝得其平即血歸其體而自安矣烏有反吐膿血之患哉惟桂枝湯中佐以甘草大棗之極甘甘令人滿生薑之大辛辛能上升今酒客之病非外襲風寒實酒熱薰蒸而遽投以此湯則桂枝之辛甘與棗薑之辛甘同類相化同氣相煽致平肝之力亦變爲助熱之藥是猶火上加油勢必炎熖血逆上升而從口吐矣今人因其湯名桂枝而卽歸罪於桂枝此予之所以爲桂惜又不禁爲仲聖哭

記秋石

常熟張汝偉

按秋石一物得眞陰眞陽之精華爲治勞滋腎之要品煉之得法足以長生蘇沈良方曾詳載之然制不得宜反足貽害某月日余曾用秋石一味於某病家時適有藥肆夥在側謂余曰今藥肆所備之秋石類皆鹹味且其質不凈醫者每不知弊有用三四錢者不知鹹能走血反生燥渴願海內藥肆愼勿以僞亂眞願海內醫家愼勿妄用秋石最妙慈善家倣蘇沈良方製法備人購用亦一公德事也爰特記之以與留心藥學者商榷

參三七　周鎭

參三七本是去傷活血之品血瘀宜之血已活動欲衝切不宜用謝繼昌之岳父張姓患吐血醫用此味止血血反洶湧外此失事者數見不鮮修藥學者鑒諸司命者愼用爲要勿信其止血二字而貿然用之也

西河柳　周鎭

名醫類案繆仲淳治賀知忍子瘄疹案王孟英曰葉天士吳鞠通皆言西河柳非瘄疹所宜而繆氏每與石膏並用不嫌其溫升太過殆卽痳黃石膏同用之意云云愚見單用此味音啞鼻衄者有之如竹葉石膏湯加牛蒡蟬衣葦根茅根鮮薄荷等辛寒清散藥中複此一味透瘄甚速且鮮助熱之弊天氣寒冷時更宜

吸毒石功用之證明

方擘元

此石出於琉球國乃毒蛇腦中靈石也能吸一切腫毒及瘋狗鼠貓蛇蝎蜈蚣咬傷等毒用者取石置患處卽黏吸不動拔出毒氣神效無比毒重者一週時始下毒輕者逾時卽落不可强自揭下恐毒氣未盡也俟其自落後隨將石浸人乳中一夜便可以再用不然則其石粉裂矣紀曉嵐先生曰烏魯木齊有毒蛇頂生一角長尺許能解諸毒土人取之用雄黃燒之治癰疽頗驗卽所謂吸毒石也前由滬友購到數塊施於上列各症歷試均著奇效誠家庭中不可不備之外治妙藥此石上海英租

界老巡捕房正對門樂善堂藥舖出售價僅數角爰特誌之以告　閱者

麻黃

和縣高思潛

麻黃功專開肺，所以爲發汗的主藥．日人三浦博士，發明麻黃有利尿的功用，對於腎臟炎，很賞用他．考中國在明時，就曉得麻黃兼能利尿．王琦跋張氏侶仙堂類辨說：「糧道患內閉，溺不得下，勢甚亟，諸醫皆束手．盧晉公以人參麻黃各一兩定劑，不踰時，溺下．」也許三浦博士是試驗舊說的．

麻黃並不是利尿的主藥，他怎麼有利尿的特效呢？查古人解決這個問題，只有張隱庵說的最好．他說：「不見夫水注乎？閉其上而倒懸之，點滴不能下也；去其上之閉，而水自通流．」又說：「小便不利者，用麻黃杏子配八正散，內加二味，其應如響．蓋外竅通而內竅通；上竅通而下竅卽利矣

·予治一水腫者，腹大，膚腫，小便淋漓·時値夏月，以蘇葉防風杏子代痲黄，煎湯溫服，覆取微汗，而水卽利矣·」便閉膚腫由於肺氣不宣，痲黄開通肺氣，所以對於上症有特效·

雞卵殼中白皮　　前人

雞子白皮，對於創傷的功用有二：一生肌收口；二隔絕空氣防腐·這是美國醫學大家某氏的新發明·

查本草綱目引仙傳外科說：『有人偶含刀在口，割舌，已垂未斷·一人用雞子白皮袋之；摻止血藥於舌根·血止，以臘化蜜調冲和膏，敷鷄子皮上·三日接住，乃去皮，只用蜜臘勤敷，七日全安·』時珍說：『此用鷄子白皮無他？但取其柔軟而薄，護舌而透藥也·』是美國醫學大家所新發明，中國却早已發明了！

本草綱目，是一部很有價値的藥物學書，美國人早已把他繙成英文，不曉得這位醫學大家，看見他的譯本否？這件事，若是在那一班頑固家的口裡，他一定要說什麼『禮失求野』『學在四夷』一派的話了。我以爲我國藥品，往往經前人把他特效發現出來，後人不能繼續使用，反叫他淹沒不彰，必由外人說明，才略行理會。更有一輩絕對服從西醫的人，唾駡中國舊說，無所不至，也不想想中國也有優點。——就是西洋近始發明，中國却早已發明。——這種情形，可嘆！亦可恥！

本品的使用法：把雞蛋打碎，傾出卵黃和卵白，用針或凈手將他挑出。依創傷部位的廣狹，定形式的大小。趁潮潤貼上，若外再用止血藥，生肌藥，亦可。

川芎與外因中風

前人

張伯龍氏據素問調經論：「血之於氣，并走於上，則爲大厥，厥則暴死．氣復反則生，不反則死．」發明中風，定出潛陽鎭逆的法子．張山雷氏據素問生氣通天論：「血菀於上，使人薄厥．」二句，以贊助伯龍氏之說，又添一個開痰泄熱治法出來．中風一症，發揮的已算是無餘蘊了．

但是中風的種類，確有二種：一種是內因中風；一種是外因中風．內經所言的中風原因，是不分內外的．二張氏論的，是肝陽不靖，化風上旋的內因中風；和外感寒風的外因中風不同．蓋一由內風引血氣上并，一由外風引血氣上并，誘因之不同，簡直有霄壤的分判．

內風和外風的誘因既不同，那麼，治法也就各異了．古人治外風的方劑，首推小續命湯，很有研究的價值！

神農本草經說：「川芎主中風入腦」，既說中風，又推明其致病之由曰入腦，可見古人也曉得中風是腦的關係·川芎性升，大有行陽，搜風，順氣，和血的功用，所以爲外因中風不可少的對症良藥·小續命湯是外因中風的主劑，當就因爲川芎是外因中風的主藥·

蜰蟲對於蛇毒之治效

前人

蜰蟲一名壁蝨俗呼臭蟲氣腥臭味微鹹性平本草綱目未載趙恕軒拾遺始收入本草中功用如下治咽膈飯饐臁瘡臭爛眼生偸鍼小兒驚風拔疔傳鯚魚刺截未言能治蛇毒前數年隣家女芸於田中被一毒蛇咯破足踁登時足腫延及周身麻木不知痛楚舌不能言遂由同芸者扛回家中已預備棺木矣忽其親戚某領一丐者來丐者一視即由囊中檢一紙裹破之得臭蟲二三十枚命取開水及龍眼肉一半搗碎敷傷處一半以龍眼肉包裹乘開水吞下移時能呻吟矣痛漸減腫漸消後竟不服他藥而愈此予所親聞猶如目擊者初時猶疑丐者另有他藥不使人見而

以蜰蟲謊之也後閱我佛山人割呈小說『捕蛇者』一則始信蜰蟲確有治療蛇毒之特效特節錄之以備同志者之研究焉「粵中某蛇人……睹路旁一蛇穴……遽伸右手探之觸蛇舌大痛驟腫不一瞬腫及肩舌强不能言淚簌簌下左手亦驟痳木不能屈伸……忽一牧童過其前……微舉左手指其笠童取笠下遍察之則笠簷破處紙裹在焉發之則蜰蟲盈裹死且僵矣童撮而喂之且嚼蛇人色漸復自肩以下腫亦驟消良久突起立提蛇出穴……視之盈尺之赤練蛇也」復有一則未言何藥以此例之恐亦不離蜰蟲亦照錄之「有蛇人籠蛇求售於西醫醫探手入籠取蛇蛇噬其指傷蛇人急進藥醫却之自以去毒止痛諸品敷之經旬不愈且腐潰不已痛楚有加無已仍求蛇人蛇人出藥糁潰處立談之頃痛楚頓息經日遂瘥求其方千金不與也」由是觀之蜰蟲爲蛇毒之特效藥證明之者已有數例可毋容疑矣至於「蜰蟲何以能制蛇毒」則尙爲未解決之問題也

紹興醫士同志會組織成立

此次紹興攷取醫士蔡哲儞等發起紹興考取醫士同志會昨日下午在北海橋醫藥學報社開成立會到會者三十餘人先由陳愼齋君發表開會宗旨次擬章程討論第一條定名咸爲同年會名義祇能限於本年攷取之範圍故改同志會俾下年攷取者亦可加入全體贊成其次各條皆多數通過遂投票選舉陳愼齋君爲幹事長葛介人君爲會計員何寅生君爲文牘員蔡哲儞嚴東輝二君爲庶務員沈愼齋君爲書記員茲錄其章程如下

一定名　本會定名爲紹興攷取醫士同志會

二地址　暫假紹興醫藥學報社

三宗旨　研究學術聯絡感情維持業務

四會員　以本縣考取之醫士均認爲會員並一律平等

五職員　本會不設會長但由本會會員公舉幹事部職員如左

（甲）幹事長一人　（乙）幹事員五人（分任庶務　會計　書記　文牘

等職）

六職員任期　以一年爲一任連舉得連任之以二次爲限

七會集　每年開大會一次定期夏歷九月九日下午又每單月望日下午各開常

會一次倘有特別事故得臨時召集各會員開臨時會議

八經費　常年會費每人小洋五角有特別應用得以臨時徵集

九會約　崇尚品格保重名譽遵守會章

十會務　會員研究有得隨時將稿寄交會中由會中轉送醫報發佈

十一附則　本簡章如有未安之處得隨時議決修正之

中華全國醫藥衛生協會會員錄（九）

黃惺齋字耀祖祖居江蘇省泰興縣羌溪市特約張家橋仁和堂藥房爲通信處鄙人幼時少讀書文辭欠學棉力孱弱粗創濟民醫局濟民藥房醫藥學社

陳錫年紹興縣人年二十六歲隨父習醫精傷寒通訊處在安昌老花行堡陳少仙醫寓

甘子剛浙江紹興縣嘯金鄉屯頭村人曾在浙江第五師範校肄業近來研究醫學通信地址嘯金鄉甘怡茂米行轉

程賚鈞字欣木年三十五歲內科兼浙善西塘鎭鍾道生授外科祖居江蘇楓涇鎭自乙卯遷居松江西門外黃家弄懸牌已七年

胡劍華年三十三歲江西省景德鎭住畢家衕何祥記洋油公司研究新舊醫學十有餘年特加入中華全國醫藥衛生協會俾諸君子千里一堂共同討論

沈熊璋字仲圭現年二十三歲浙江杭縣人幼讀書自中學卒業後改弦習醫從名

醫王香巖先生遊迄今四載以醫學深奥且關生命故未敢輕以問世住址及通信處杭縣城内運司河下二十四號

陳秉鈞字慕陶年二十八歲安徽安慶人幼讀史書隨父宦遊武林宣統三年秋習醫於先哲王孟英先生之快壻名醫許庚生先生哲嗣祖香先生門下課讀臨證五寒暑粗知醫學各科之概略卒業後充寶善醫局内外科醫務五年現與同志在浙江省會創設普仁醫局以濟貧病通信處杭州下皮市巷普仁醫局

蔡哲脩年三十八歲浙江樂清縣人前清宣統三年曾受業於陳滌齋先生門下在北京醫學研究社肄業二年民國四五年曾在富陽東甌同鄉會施醫八九年在紹興水警隊濟民施醫局施醫曾祖百川祖韵笙父藎來兄荻秋禹九均業醫

張仕貴字惠臣年二十七歲江蘇無錫人從武進薛逸山夫子學習五年又在上海聯義善會送診處送診二年後回無錫懸牌行醫住址無錫縈巷

中華民國十年十月二十日出版

紹興醫藥學報第十一卷第十號

（原一百二十六期）

編輯者　紹興裘慶元吉生

發行者　紹興醫藥學報社

印刷者　紹興印刷局

分售處　各省各書坊

歡迎轉載

紹興醫藥學報

第十一卷第十號

紹興醫藥學報

報價表

新報	全年	半年	一月	
冊數	十二冊	六冊	一冊	
定價	一元二	六角半	一角二	代派或一人獨定十份者八折五十份七折郵票抵洋九扣算空函恕復
舊報	一至十三期	十四至十七期	十八至四十四期	四十五至百十六期
定價	五角	三角	八角	每期一角

郵費	中國	日本台灣	南洋各埠
	加一成	加二成	加三成

廣告價表

等第	地位	一期	六期	十二期
特等	底面全頁	十元	五十四元	一百元
上等	正文前全頁	八元	四十三元	八十元
普通	正文後全頁	六元	三十二元	六十元
注意	所稱全頁即中國式之一單面外國式之一配奇如登半頁照表減半算			

二

外埠用郵票代洋寄社者注意

一　須油紙襯好

二　須固封掛號

三　以五釐郵票爲限

四　一百另五分代洋一元

零購本社發行書報章程

一 如欲購本社書報者可直接開明書目連銀寄至「浙江紹興城中紹興醫藥學報社」收

一 書價若干按加一成以作寄書郵費

一 書價與郵費可用郵局匯兌其章程問就近郵局便知

一 郵滙不通之處請購（五厘至三分爲止）之郵票以一百零五分作大洋一元核定封入函中掛號寄下（郵票須用油紙夾襯）

一 一人購書報上五元者可將書價以九折核寄上十元者以八折核計零購無扣（購舊報及代售各書不在此例）

一 一人預定當年月報之上五份者可將報價以九折核計上十份者以八折核計

全國醫藥界公鑒

上海粹華製藥廠徵求驗方

粵自黃農開醫藥之先河伊尹爲湯劑之鼻祖漢之仲景創立經方神州醫學於焉大昌至唐而有外臺千金迨宋而有惠民普濟及乎金元子和東垣河間丹溪四家代興縱學說各自分歧而立方尚多可採自明以下雖亦代有傳人若時珍本草集其大成立齋景岳各樹一幟然清初諸家盈庭聚訟徒騁臆說已難免蹈虛降至於今薪傳愈失異說明興而吾國醫學遂日形退化矣竊思醫藥盛衰實相連帶欲期醫學之進步當先求藥物之昌明綜計數千年來相傳之方汗牛充棟未可勝計然施之恒有效有不效轉不若簡效秘方父老相傳輒奏奇功徒以或囿於方隅傳而不廣或壟於近利秘而不宣致令瑤花異草委棄荒山奇疾沉疴付諸天命此同人等所引爲疚心爰有徵求驗方之舉也四方同志見聞宏博或有特効之方劑爲方書所未載能舉以相示述其功能舉其成績俾敝廠得如法製備試諸醫院確有實驗再出而應世而對於傳者自應有相當之報酬同人等區區之志一方在爲中藥謀普及一方在爲人羣彌缺陷延頸企踵佇候 賜教凡荷 惠函請寄上海小南門敝廠編輯部當有回據寄奉也

上海小南門外陸家浜圖書公司舊址

粹華製藥廠謹啟

總發行所上海英大馬路望平街口朝南洋房

工竣開幕